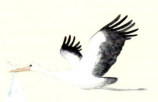

私らしく授かりたい

加藤レディスクリニック

KLC
メソッド入門

加藤恵一

心と体に
やさしい
不妊治療

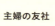

主婦の友社

Contents
KLC
メソッド入門

6 もっとやさしく、もっと自然に！

8 加藤レディスクリニックの治療とは？
独自の考え方で治療にとり組む、不妊治療専門クリニックです

9 実録！ データで見る先進的な治療法

13 加藤レディスクリニックがめざす体外受精
「赤ちゃんを抱きたい」、その夢をかなえるために日々研究を続けています

14 30年の成果を生かしてより実践的な治療を
院長 加藤恵一

20 健康保険で治療を受けるときの注意点
年齢や回数の制限、保険診療と併用できる「先進医療」

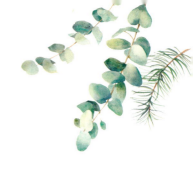

23　**おもな先進医療**

24　安心して妊娠・出産を迎えるために
　　治療を始める前に知っておきたいこと

29　**① 妊娠のしくみ**
　　　赤ちゃん誕生までのプロセスを、
　　　CG画像で見てみましょう

41　**② KLCメソッドの体外受精**
　　　一般的に行われている体外受精と、KLCメソッドの違いがわかる

57　**③ 体外受精のスケジュール**
　　　自然・低刺激周期での基本的な通院予定などがわかる

77　**④ 排卵誘発剤を制限する理由**
　　　自然・低刺激周期での、最小限の薬の使い方を紹介します

93　⑤　ステップアップ治療は本当に必要？

タイミング指導や人工授精の考え方、ピックアップ障害を疑う理由について

103　⑥　男性不妊の治療

男性の検査はどんなものがあるか、
男性側に原因がある場合の治療法について解説

121　⑦　KLCメソッド さまざまな治療法

- **122**　単一胚移植
- **124**　凍結胚移植
- **130**　胚盤胞移植
- **136**　反復着床不成功のときの検査と治療
- **137**　ERA
- **138**　EMMA
- **139**　ALICE
- **140**　PGT-A
- **144**　無水エタノール局注法
- **146**　卵管水腫
- **150**　多嚢胞性卵巣症候群（PCOS）の治療法
- **152**　採卵から胚移植までの安全管理について

154　そこが知りたいQ&A

患者さんから多く寄せられる質問をまとめました

160　さくいん

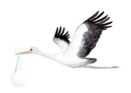

162 **加藤レディスクリニック**

164 **これから受診を考えている方へ**
初診時に必要なもの／受診についてQ&A

165 **永遠幸グループのご案内**
「自然・低刺激周期」を中心とした不妊治療を行っている施設

166 **KLCアプリのご紹介**
予約から会計、培養状況まで、アプリで管理

Column

40 　原因不明不妊とは
88 　受精卵の「よい」「悪い」とは
90 　女性の病気と妊娠
102 　保険診療と自費診療
120 　より良好な精子を選別するためのIMSI

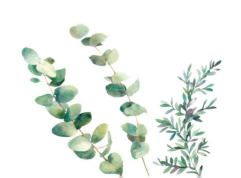

もっとやさしく、もっと

ーそれがKLCメソッドの原点ですー

女性が排卵するのは、月に1度。
そのタイミングに合わせた私たちの治療法が、
「自然・低刺激周期による体外受精」です。

体が本来持っている力を最大限に生かし、
医療の介入を最小限にとどめ、
できるだけ自然に近い形での妊娠をめざす。
加藤レディスクリニックが考案した自然・低刺激周期の体外受精で、
多くのカップルが赤ちゃんを抱いています。

加藤レディスクリニック方式の不妊治療＝「KLCメソッド」は
体にやさしい治療であると同時に、
不妊治療として最も効果的であると私たちは考えています。

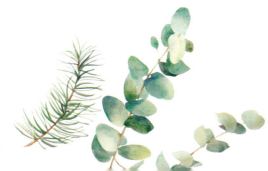

自然に!

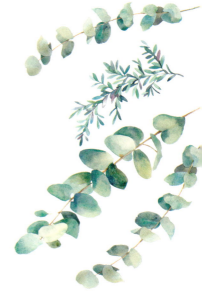

本書では、「KLCメソッド」の治療方針と
具体的な治療内容をくわしく紹介します。

あなたのこれまでの治療法をふり返り、
これからの治療について考えるきっかけになること、
そして、あなた方カップルが
納得して治療を受けるサポートになることを願っています。

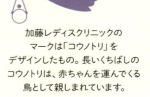

加藤レディスクリニックの
マークは「コウノトリ」を
デザインしたもの。長いくちばしの
コウノトリは、赤ちゃんを運んでくる
鳥として親しまれています。

加藤レディスクリニックの治療とは？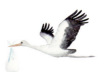

独自の考え方で治療にとり組む
不妊治療専門クリニックです

「できるだけ体に負担が少なくて、回り道をすることなく子どもが欲しい」
不妊治療を考えるとき、きっとそう思うはず。
加藤レディスクリニックは、不要な排卵誘発剤を極力使わない
「自然・低刺激周期体外受精」を中心に、体にやさしい不妊治療を行っています。
その特長を紹介します。

たくさんの人が
独自の治療法で
子どもを授かっています

　加藤レディスクリニックでは、1日平均約500人が治療を受けています。そして、月に400〜500人が新たに治療をスタートします。

　2022年には、1年間に約18万人が来院、また、年間の採卵件数（周期数）は2万件を超え、毎日50〜60件の採卵を行いました。

　以前は、他院で長く不妊治療をしたのち受診する人が多かったのですが、最近は「不妊治療は初めて」という人、そして若い年代の受診がふえています。

　選んだ理由として、体にやさしい治療であるのはもちろん、「赤ちゃんを授かるのに回り道をしたくない」という声も。加藤レディスクリニックのとり組みが、広く受け入れられているようです。

排卵日は人それぞれ。
だから365日、
休むことなく診察しています

　自分のホルモン分泌を大事にする「自然・低刺激周期」の体外受精では、排卵日を推測することが重要です。しかし、KLCメソッドでは薬で強力に排卵をコントロールしないため、排卵のタイミングをつかむのが、とてもむずかしいのです。いつ排卵するかは人により違いますし、1日500人以上も通院しているので、毎日がだれかの排卵日です。

　だから、加藤レディスクリニックは、365日、いつでも開院しています。土・日・祝日も、お盆・年末年始も休みはありません。

　初めて受診した日が排卵日にあたれば採卵をすることも。貴重な妊娠のチャンスをのがさないように、診察にあたっています。

実録！ データで見る先進的な治療法

Data 1

加藤レディスクリニック
年間の患者数（2022年）

クリニックの規模をつかむ方法の一つが、患者の数。加藤レディスクリニックは、不妊治療専門クリニックの中でも、とりわけ患者数が多い施設です。

年間受診者数（延べ）
18万4323人

毎日、約500人が受診しています

新患者数
5057人

1日約14人が毎日新たに受診しています

Data 2

加藤レディスクリニック
年間の治療成績（2021年）

採卵件数が多いのは、「自然・低刺激周期」体外受精の特長ともいえます。多量の排卵誘発剤を使う他院での体外受精と違い、体への負担が少なく、翌月も続けて採卵することが可能です。

採卵周期数	2万309 周期	*1
胚移植数	1万1854 周期	*2
妊娠数	4647 件	*3
妊娠率	39.2 %	*4

出産に至った赤ちゃんは
3513人

*1：体外受精、顕微授精の両方。
*2：分割胚移植、胚盤胞移植、凍結胚移植の合計。
*3：ここでの「妊娠」とは、超音波検査で胎嚢が確認された件数。
*4：胚移植したうちの、「妊娠」した割合。

Data 3

加藤レディスクリニック
年間の採卵周期数の推移 (2002〜2022年)

体外受精で卵巣から卵子をとる「採卵」。
数多くの採卵を行っています。

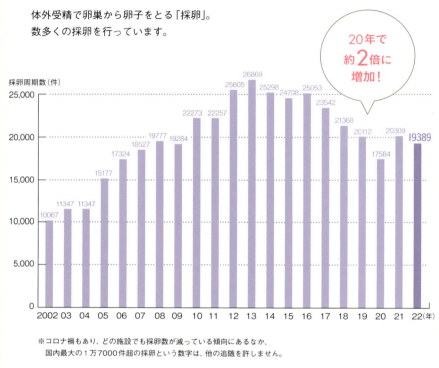

※コロナ禍もあり、どの施設でも採卵数が減っている傾向にあるなか、
国内最大の1万7000件超の採卵という数字は、他の追随を許しません。

自然・低刺激周期に対応するため毎日診察
採血結果の即日診断など、ベストなタイミングを考えています

　加藤レディスクリニックでは、年間約2万周期もの採卵を行っています。日本産科婦人科学会のまとめでは、2020年の日本での採卵数は23万1368周期ですから、このうち約8％を担ったことになります。

　自然・低刺激周期の採卵では、排卵直前の卵子をとり出すのが理想ですが、このためには、ホルモン値の変化を読みとることが重要です。そのため、血液検査を院内で行い、結果を1時間程度で出すようにしています。ベストなタイミングで採卵できるように、さまざまなとり組みをしているのです。

※日本産科婦人科学会2020ARTデータブックより

加藤レディスクリニック
単一胚移植率と多胎率の推移（2007〜2021年）

双子以上の多胎妊娠を防ぐために、体外受精で戻す受精卵（胚）の数は1個に限定しています（単一胚移植）。

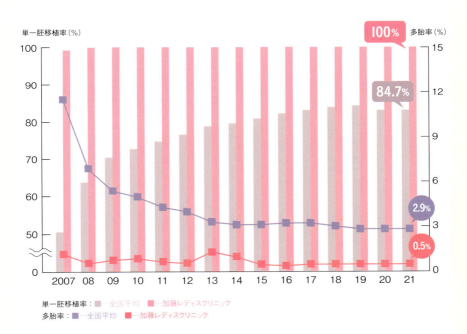

自然・低刺激周期で採卵した良質の胚を1個だけ戻して多胎妊娠を防いでいます

　双子や三つ子などの多胎妊娠を避けるため、加藤レディスクリニックでは、子宮に戻す胚を自主的に1個にしてきました（単一胚移植）。現在では、すべてのケースで単一胚移植を行い、多胎妊娠率は、全国平均を大きく下回っています。

　日本産科婦人科学会も体外受精での単一胚移植を定めていますが、加藤レディスクリニックではそれ以前から単一胚移植にとり組んできました。全国平均の多胎率が2.9%に対して当院では0.5%と、確実に成果をあげています（多胎のリスクについてはp.122参照）。

Data 5

加藤レディスクリニック
出産数の推移（1999〜2021年）

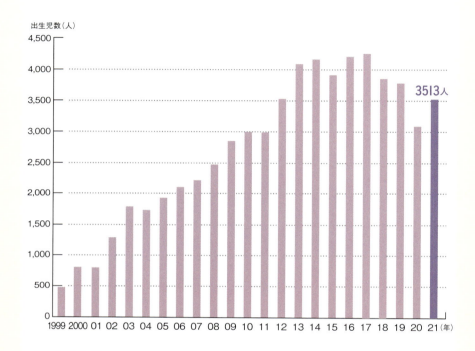

多くの赤ちゃんが
KLCメソッドで誕生しています

　日本では現在、多くの赤ちゃんが体外受精・顕微授精という高度生殖補助技術（ART）によって生まれています。2020年度は年間6万387人を数え、その年の出生児※全体の約15人に1人がARTで誕生したことに。またこの年、加藤レディスクリニックの治療により生まれた赤ちゃんは3171人（患者さんからの報告による）で、ARTで誕生した子どもの5％強が加藤レディスクリニックで授かった計算になります。

※2020年の出生数84万835人。ART出生児割合は7.2％

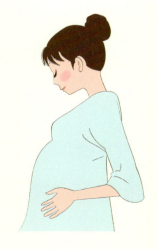

加藤レディスクリニックがめざす体外受精

「赤ちゃんを抱きたい」、その夢をかなえるために
日々研究を続けています。

もともと持っている体の能力を生かす
自分のホルモンのリズムを大事にして、できるだけ自然に近い排卵をめざす

医療の介入は必要最小限にとどめる
強力な排卵誘発剤は使わない、薬剤は最小限に、通院も最少の日数になど

体にやさしい治療
排卵誘発剤は最小限に、麻酔による採卵を避けるなど

できるだけ回り道をしない
ステップアップ治療で時間を費やすことなく、最短での妊娠をめざす

短期間の治療での妊娠・出産をめざして

　加藤レディスクリニックに転院して「今までの治療と違い、痛くてお金がかかる連日の注射がなくてラク」と驚く人や、10年間治療しても妊娠しなかったのに、1度目の自然・低刺激周期の体外受精で、みごとに妊娠・出産した人も。

　年齢を重ねるにつれ1周期ごとが貴重なチャンスになります。ぜひ、この本を参考に、納得して治療を受けてください。

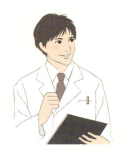
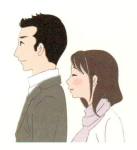

Interview

30年の成果を生かして より実践的な治療を

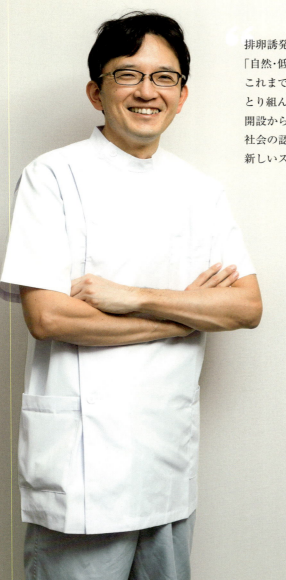

排卵誘発剤を極力使わない
「自然・低刺激周期」の体外受精など、
これまでの常識をくつがえす不妊治療に
とり組んできた加藤レディスクリニック。
開設から30年をへて、
社会の認識が変わってきた今、
新しいステージへと向かいます。

加藤レディスクリニック 院長
加藤 恵一

Profile 加藤 恵一

2000年金沢大学医学部卒業。同大学医学部産科婦人科学教室入局。国立金沢病院、国立病院東京災害医療センター、New Hope Fertility Center（米国・ニューヨーク）勤務をへて、07年より加藤レディスクリニック勤務。診療部長をへて、13年院長に就任。それぞれの患者の状態にこまかく目を配り対応しながら、一貫した治療方針で日々診療にあたる。

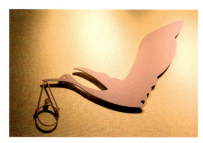

本来備わった妊娠する力、それをサポートするのが不妊治療

　加藤レディスクリニックで行う自然・低刺激周期の体外受精は、自分自身がもともと持っている「妊娠する力」を手助けするものです。その人ごとのリズムで起こる排卵を大事にして、必要最小限の医療のサポートで妊娠をめざします。

　妊娠のメカニズムは複雑で、一般的な不妊検査だけでは、妊娠しない原因を解明することは困難です。ちゃんと排卵があって、精子の状態もよく、卵管にも問題がないのに、何度かタイミングをはかってみても妊娠しない。そんなときは、検査ではわからない不妊原因がひそんでいるのかもしれません。

　たとえば、「ピックアップ障害」の可能性も考えられます。ピックアップ障害とは、排卵した卵子が卵管の先（卵管采）にうまくとり込まれない状態で、これを調べる検査は今のところありません。

この場合、精子と卵子が出会えないのが不妊原因ですから、精子と卵子を体外で出会わせる体外受精が適切な治療といえます。

　このときに「必要以上に外部から手を加えない」のが加藤レディスクリニックの治療方針です。強い排卵誘発剤を使って多数の卵子を育てるのではなく、自分のリズムに応じて育った排卵直前の卵子を採卵すること。精子と卵子に受精する力があるならば、1つの精子を卵子に注入する顕微授精ではなく、卵子の入った容器に多数の精子を入れて自然の受精を待つ体外受精をすること。そうしてできた受精卵を1個だけ子宮に戻すこと。

　このようにできるだけ自然の妊娠に近い状態で、最小限の医療の補助をするのが特長です。また、体外受精を第一選択とすることは、タイミング法や人工授精を繰り返すステップアップ治療で時間を費やすのを防ぎ、妊娠への近道となります。

不妊治療の保険診療が
スタートして
経済的な負担が軽減

　2022年4月から、不妊治療に健康保険が適用されるようになりました。これまでは、体外受精や顕微授精などの高度治療は全額自費負担でしたので、特に年齢が若い世代で、受診をためらっていたご夫婦も多かったでしょう。保険が適用されると、助成金のときには必要だった一時的な持ち出しも不要ですから、高度治療に踏み切るハードルは下がったと言えます。

　また、今回の制度では、治療開始にあたって、必ず夫婦同席で、治療内容を確認し、同意することが求められるようになりました。夫もきちんと治療に関わるように促すという意味でも、よい制度だと思います。

　保険診療では、使える薬や超音波検査の回数などに一部制限がありますが、当院では、従来から薬剤や検査は最小限にしていましたので、保険診療になったからといって、大きな問題はありません。これから初めて体外受精を考えるというご

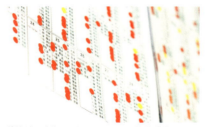

前院長の時代からあるカレンダー。体外受精の結果、妊娠したことをシールで示しています。

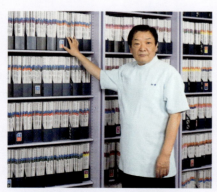

加藤修前院長。これまでになかった独自の治療方針やそこに至る思いについては、著書『不妊治療はつらくない』(主婦の友社)にくわしい。

「不妊治療とは
ひかれ合った者同士の
遺伝子を次の時代に継ぐこと」

　前院長である故・加藤修の言葉。1990年に国内初の不妊治療専門施設・永遠幸(とわこう)マタニティクリニック(石川県小松市)、93年に加藤レディスクリニック(東京都新宿区)を開設。これまでの不妊治療に疑問を投げかけ、自然周期による体外受精など、独自の考え方で治療にとり組んできた。その治療法や技術は他施設にも広がり、日本の不妊治療を変革した。

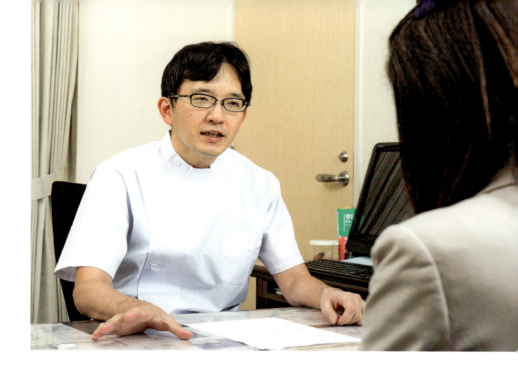

夫婦なら、まずは保険診療で治療をスタートすることをおすすめします。

　この保険適用をきっかけに、不妊の当事者だけでなく、周囲の一般の人たちが、体外受精などの不妊治療に関する情報や知識にふれる機会がふえたのも、メリットのひとつと考えます。企業や雇用主が患者さんの仕事との両立に配慮するなど、治療に対する社会の認知や許容が、さらに広がっていくことを期待しています。

夫婦の希望をかなえたい。その思いで治療にあたる

　「不妊治療とは、ひかれ合った者同士の遺伝子を次の時代に継ぐこと」。父である前院長は、そう話していました。説明会で講演を聞いた参加者の方が目頭を押さえる姿を、私も何度も目にしています。「愛した人との子を持ちたい」というご夫婦の思いをかなえたい、そのために医療者としてできることを全力で支援する、という姿勢は、前院長から受け継いだことです。できるだけ自然な方法で精子と卵子の出会いを助けるのが自然周期の体外受精ですが、なかでも前院長がめざしたのが、まったく薬を使わない「完全自然周期」を拡大すること。それを熱く語る前院長は、いわばロマンチストでした。

　一方、私はどちらかといえば、現実を重視するリアリストです。

　生殖医療関係者から見向きもされなかった完全自然周期の体外受精を提唱し続け、みずからの理想を現実にした

功績は大きいと思います。しかし、結婚年齢や出産年齢が上昇する現代、現実的にむずかしい面も出てきました。もちろん、自然周期の体外受精ができればそれに越したことはありませんが、それだけを追い求めることはあまり現実的ではないと考えています。

　年齢が高くなることがおもな要因で、採卵しても卵子がとれない、また、採卵前に排卵してしまったなどは、完全自然周期の治療では避けられないリスクです。そうした点から現在、完全自然周期の体外受精は、女性の年齢が若く、月経周期が順調で、大きな不妊原因がない場合を基本に実施しています。つまり、比較的時間に余裕がある方向けの治療といえます。

　患者さんは早期の妊娠を望み、1周期もムダにしたくないと考えていらっしゃるでしょう。それに応えるためにも、自然周期にこだわりすぎず、飲み薬のクロミッド（クロミフェン製剤）やレトロゾールを使った低刺激の体外受精を行い、柔軟に対応しています。

不妊治療はつらいもの。
だからこそ負担を軽減したい

　治療による肉体的な負担や経済的な負担、そして通院にかかる時間など、不妊治療にはさまざまな困難が付随します。「なかなか妊娠しない」というあせりや仕事との両立、また、周囲の声が気になることもあるでしょう。

　不妊治療を続けるうちに、つらい気持ちになるのは当然のことです。ただ、それを「苦しい」と思うのか、「赤ちゃんをこの手に抱くために乗り越えよう」と考えるのかは、人によって、またそのときの状況によって違うのではないでしょうか。

　不妊治療がほかの病気の治療と大きく異なる点が、「健康な人が治療を受ける」ということ。これから妊娠・出産をしようとする方ですから、基本的には皆さん、健康な状態です。そうした方が不妊治療によって健康を害することがないように、細心の注意を払って診療にあたっています。

カップルで治療する時代。
その後の人生も大切に考えて

　当院ではWEBでの説明会を行っていますが、男性の参加が年々ふえてい

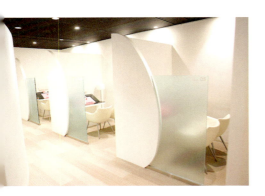

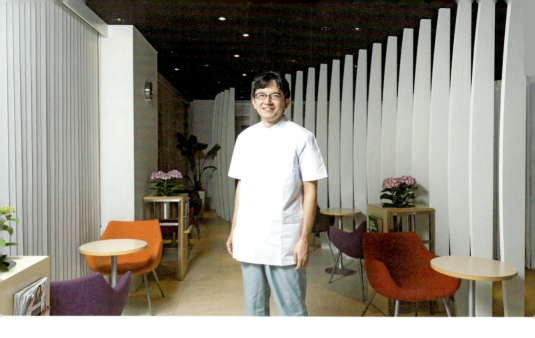

　ます。初診が土・日曜日にあたる場合は、ご夫婦で来院される方が多く、また、最近は男性が先に不妊検査を受けるというケースも見受けられます。「治療は夫婦ふたりで」という意識が浸透してきたのは、喜ばしいことです。

　最近、男性不妊がクローズアップされていますが、WHO（世界保健機関）の報告によれば、不妊の原因の割合は男女半々です。昔からその割合は変わらないと考えられ、検査や治療をする機会がふえたので、男性不妊が判明するようになったといえます。かつては自分の遺伝子を持つ子どもはあきらめるしかなかったケースでも、現在は治療できる場合があります。ぜひ、一度ご相談ください。

　最近は、基礎体温や排卵検査薬を使ってご自身でタイミングをはかる方が多いようです。「いつかは妊娠できるはず」と漫然と考えていては、妊娠のチャンスをのがしかねませんから、自分たちができることにとり組むという積極的な行動は素晴らしいことです。それでも妊娠しないときには、次の段階として医療の手を借りることを考えてみてください。

　また、現在治療中の方には、妊娠が最終目的にならないように、今までとこれからの人生を大事にしていただきたいと思います。貴重な時間やお金を費やす不妊治療ですが、残念ながら子どもを授からないこともあります。ご夫婦でよく話し合いながら、「やるだけやった」と納得できる治療になることを願っています。私たちは、それを全力でサポートします。

安心して妊娠・出産を迎えるために！
健康保険で治療を受けるときの注意点

 ## 年齢や回数に制限があります

2022年4月から、これまで全額自己負担だった高額の体外受精や顕微授精なども含め、有効性や安全性が確認された基本的な不妊治療すべてに、保険が適用されるようになりました。

体外受精や顕微授精は、治療を開始する時点の女性の年齢によって、保険診療で受けられる回数が異なります。

これは、胚移植を行った回数でカウントされます。採卵しても受精卵がうまく育たずに移植できなかった場合は、回数に含めません。つまり、移植可能な受精卵ができるまで、採卵は何度でも保険診療で受けられることになります。

ただし、保険診療で得られた受精卵が残っているうちは、一連の治療が完了していない状態とみなされ、保険を使って次の採卵に進むことはできません。

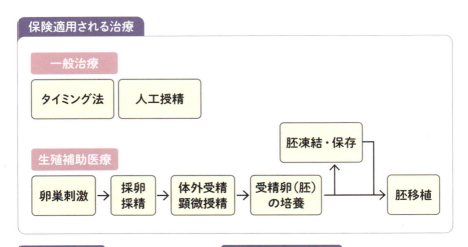

保険適用される治療

一般治療: タイミング法、人工授精

生殖補助医療: 卵巣刺激 → 採卵・採精 → 体外受精・顕微授精 → 受精卵（胚）の培養 → 胚凍結・保存 → 胚移植

年齢制限
治療計画の作成日時点で43歳未満

回数制限（1子ごと）
40歳未満では通算6回まで
40歳以上43歳未満では通算3回まで

自費診療では、卵巣機能が悪い人や、2人目、3人目に備える場合、まずは何回か採卵をし、複数の胚を得て凍結してから胚移植に進むケースがありました。けれど保険診療では、これは原則不可ということです。

　また、たとえば転院して体外受精を受ける場合、前の病院で保険を使って行った移植回数は、基本は自己申告となりますが、当院では前院からの「診療情報提供書」をもとに二重に確認しています。自己申告が間違っていた場合は、保険診療では治療できないこともあります。

　なお、保険診療では、治療開始時に「治療計画書」を作成し、卵巣刺激から採卵・採精、胚移植に至る一連の治療を、その計画に基づいて行います。そのため原則として夫婦同席で治療内容の説明を受け、計画に同意する必要があります。

まずは保険診療でスタートしてみましょう

　保険診療では、薬剤や検査、採卵や受精などの医療技術すべてに点数が定められていて、患者さんの負担は原則3割。国内のどのクリニックでも、同一の検査や治療であれば、金額は一定です。

　しかし治療の「質」も一定になるという説は、実は正しくありません。同じ

保険診療の料金の一例（3割負担額）

生殖補助医療管理料	900円（月1回）	
採卵費用	9,600円（卵子0個の場合を含む）	
採卵できた個数により加算	1個　7,200円	2〜5個　10,800円
受精費用　体外受精（ふりかけ）	12,600円	
顕微授精（ICSI）	1個　14,400円	2〜5個　20,400円
受精卵培養費用	1個　13,500円	2〜5個　18,000円
胚盤胞に向けて培養した場合の加算	1個　4,500円	2〜5個　6,000円
胚移植費用　新鮮胚移植	22,500円	
融解胚移植	36,000円	
胚凍結保存管理費用（凍結時）	1個　15,000円	2〜5個　21,000円

＊毎回の通院の際の再診料や薬代、検査代などは別途かかります。
＊保険診療では、1カ月に支払った医療費が上限額を超えた場合に、その超えた額を支給する「高額療養費制度」があります。家族が別の医療機関で受けた分も合算できます。上限額は年齢や所得によっても変わるので、くわしくは自分が加入する健康保険の保険者に問い合わせを。

治療でも、受精のタイミングの見きわめや培養など、こまかいところまで目配りして、きちんとやっているクリニックとそうでないクリニックとでは、やはり結果に差が出ます。

今回の保険適用は、基本的に必要な治療はおおむねカバーできています。検査や使える薬などに一部制限はありますが、これまで行っていた治療が、保険によって大幅に制約されたわけではありません。たとえばAMH検査は、保険で受けられるのは6カ月に1度になりましたが、それで問題はありません。

多くの人は保険での治療で、十分に妊娠できると思われるので、安心してください。

これまで体外受精の治療歴のない人は、まずは普通に保険診療で治療をスタートするのがいいでしょう。

もちろん、なかには保険診療ではむずかしく、特別な対応が必要になる方もいます。もしクリニックから自費診療の提案があったときは、自分のどの部分に自費診療が必要なのか、医師とよく相談して、そのうえで保険か自費かを選択しましょう。

保険診療と併用できるオプションが「先進医療」

日本では、有効性と安全性が認められた治療のみが、保険適用の対象となります。「先進医療」は、有効性や安全性を一定基準満たしてはいるけれど、保険適用にはならない治療をさします。

先進医療として認められたものは、その部分については全額自己負担になりますが、保険診療との併用ができます。

先進医療は、各クリニックが国（地方厚生局）に申請して認可されるものなので、クリニックごとに実施している内容が異なり、どこでもすべてを受けられるわけではありません。希望する検査や治療がある場合は、通うクリニックで先進医療として受けられるのかを確認しましょう。

先進医療は、保険適用対象にできるかを検討中の治療です。厚生労働省では、実施しているクリニックから、その有効性などの報告を集めて、保険適用できるかを見直します。その結果、保険適用となる治療もあれば、いったん先進医療とされても、はずれることもありえます。

おもな先進医療

タイムラプス インキュベーター

温度や酸素濃度などが子宮内と同じような環境に設定された培養器で、受精卵を一定時間ごとに撮影し、モニターで成長の様子を観察することができます。

くわしくは52ページ

IMSI
（イムジー）

高倍率で精子を観察して、形態的に良好な精子を選別して顕微授精を行う方法です。

くわしくは120ページ

ERA（エラ）
（子宮内膜受容能検査）

子宮内膜が受精卵の着床に適した状態にあるかどうかを調べる検査。子宮内膜組織を採取して、遺伝子解析を行います。着床がうまくいかない人に用いられます。

くわしくは137ページ

EMMA/ALICE
（エマ）（アリス）
（子宮内細菌叢検査）

EMMAは、子宮内の細菌叢が胚移植に適した環境であるかを調べ、ALICEは子宮内に慢性子宮内膜炎の原因となる細菌がいるかどうかを調べる検査。ERAと同様に子宮内膜組織を採取して検査します。

くわしくは138・139ページ

SEET法（シート）
（子宮内膜刺激胚移植法）

胚盤胞を凍結保存するときに、培養液の一部も凍結保存して、移植の数日前にその培養液を解凍し、子宮内に注入します。培養液により、子宮内膜が刺激され、胚を受け入れやすい状態になると考えられます。

PGT-A
（着床前胚染色体異数性検査）

移植する前に、体外受精で得られた胚の染色体の数に過不足がないかどうか調べます。検査の結果、染色体数が正常な胚を子宮に戻すことで、着床不全や流産を防ぐ目的があります。

くわしくは140ページ

2022年4月の保険診療開始時点では「先進医療」に含まれなかったPGT-Aですが、厚生労働省の専門家会議で了承され、23年から実施される予定です。当院でも実施に向けて準備を進めています。

安心して妊娠・出産を迎えるために！
治療を始める前に
知っておきたいこと

不妊治療のゴールは妊娠ですが、妊娠後も出産までに乗り越えなければならないことはたくさんあります。そのために、不妊治療と並行して知っておきたい体のことをまず紹介します。

そもそも不妊症とは？

「不妊症」とは、健康な男女が定期的な性交渉があるにもかかわらず、1年以上、妊娠しない状態のことをいいます。

現在、日本では6組に1組のカップルが不妊に悩んでいるといわれています。逆にいえば、6組のうち5組のカップルは自然に妊娠しているということでもあります。つまり、健康な男女が定期的に性交渉を持てば、1年以内で8〜9割が妊娠すると考えられるのです。

思い当たる問題がなく、なかなか妊娠しないとき、もしかしたら体が妊娠しにくい状態になっているのかもしれません。

また、女性は加齢とともに妊娠できる力が落ちていきます。最近は、結婚年齢が上昇しているため、なかなか妊娠に至らないケースも多いといえます。

妊活とあわせて自分の体を知りましょう

妊娠をめざすのなら、まずは自分の体の状態を知ることが大事です。妊娠して出産を迎えるまでの期間は女性の体に大きな負担がかかります。無事に赤ちゃんを抱くためにも、できるだけトラブルなく過ごしたいものですね。そしてこの道のりをスムーズに進めるためには、妊活を始める今から並行して準備をすることが大切です。すこやかな妊娠・出産に向けて、まずは自分の健康状態に問題がないかどうか把握しておきましょう。

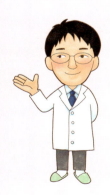

生活習慣病があったら…

生活習慣病をかかえていると、妊娠中や出産時のトラブルの危険性が高まります。
毎日の生活を見直して、改善をめざしましょう。

高血圧
妊娠中の血圧上昇は危険

　妊娠すると母体の血液量は、妊娠前の最高1.5倍まで増加します。もともと高血圧の人は血管の許容範囲が狭く、生命に危険が及ぶレベルの高血圧にさらされる可能性があります。

　妊娠中に血圧が上昇した場合、胎児の発育が十分でなくても妊娠のターミネーション（終了）が必要となります。そのため加藤レディスクリニックでは、血圧に問題がある方には、不妊治療の開始前に産科のある総合病院で診察をしていただき、妊娠の許可を得てから不妊治療を開始することにしています。

糖尿病
血糖のコントロールが必要

　糖尿病の女性がしっかりとした血糖コントロールが行われていない場合に妊娠すると、流産率の上昇や胎児の心奇形が増加することが知られています。

　糖尿病の人は内科の主治医と相談し、計画性を持った妊娠が必要です。生まれてくる赤ちゃんのためにも、しっかりと血糖コントロールをしましょう。

肥満症
妊娠率や流産率にも影響する

　肥満症の場合、流産率や早産率は上昇し、体外受精の成功率が低下することがわかっています。

　妊娠に向けて、毎日の食事や適度な運動により、適正体重に近づくように心がけてください。食事の内容や量、間食など、生活習慣の見直しが大事です。また、急激なダイエットはホルモン分泌に影響する場合があるなど逆効果ですから、気をつけましょう。

自分の適正体重を知りましょう！

適正体重（BMI・22を基準とする）
＝
身長(m) × 身長(m) × 22

例　身長160cmの場合
1.6 × 1.6 × 22 = **56.32kg**（約56kg）

食事の目安（1日の総摂取カロリー）
＝
適正体重 × 30 (kcal)

例　身長160cmの場合
56 × 30 = **1680** (kcal)

日々の過ごし方と妊娠

妊娠・出産は、女性の体に大きな負担がかかります。
必要に応じて検査や治療を行ったうえで、不妊治療に進みましょう。

葉酸
妊娠前からの摂取が重要

葉酸はビタミンBの一種で、妊娠中の胎児の神経系（脳や脊髄）の発達に必要な栄養素です。

葉酸の不足は、赤ちゃんの奇形（二分脊椎や無脳症）と関連するため、厚生労働省では2000年から、妊娠を計画している女性への葉酸摂取を呼びかけています。

葉酸は体内の蓄積率が低いため毎日摂取することが望まれますが、食事だけではなかなか十分な量がとれないこともあり、サプリメントによる摂取がすすめられています。当院では含有成分を考慮して、エレビット（バイエル薬品）を推奨しています。1日あたり1mgまでの摂取による副作用はほとんどなく、妊娠前からの服用がおすすめです。

精神疾患
気持ちが不安定になることも…

現代病ともいわれる「うつ病」をはじめ、さまざまな精神疾患がありますが、いずれも妊娠・出産により影響を受けることがわかっています。

「マタニティブルー」という言葉もあるように、妊娠前は何もなかった人でさえ、妊娠中から出産後は精神状態が不安定になる可能性があるのです。加藤レディスクリニックでは過去に精神疾患（軽いものを含む）の既往がある方に対して、不妊治療の開始前に精神神経科を受診していただき、妊娠の許可を得てから不妊治療を開始することにしています。そのことがご家族と生まれてくる赤ちゃんにとって、大切なことだと考えているからです。

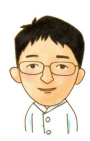

落ち着いた状態と専門医に判断されてから不妊治療に進みましょう

喫煙

妊娠能力の低下、流産・早産のリスクも

　喫煙によって卵巣機能が悪化することがわかっています。喫煙により閉経年齢が早まる、喫煙者は喫煙しない女性とくらべて7割しか妊娠能力がない、との報告もあります。

　また、喫煙者では妊娠してからも流産や早産が増加すること、胎盤の異常が起こりやすいことが知られています。結果的に胎児の発育が低下し、先天奇形（心臓や唇）がふえることもわかっています。さらに、出産後の乳幼児の突然死とも関連しています。

　加藤レディスクリニックの治療は、たばこを吸っていないことを前提にし、喫煙者への禁忌薬（使うことが禁じられている薬）も使用します。不妊治療をするのなら、たばこは絶対やめてください。

風疹

赤ちゃんを守るために確認を

　免疫のない女性が妊娠初期に風疹に感染すると、おなかの赤ちゃんに感染して、生まれたときに目や耳、心臓などに障害が出る先天性風疹症候群[*]を起こす可能性が高くなります。

　加藤レディスクリニックでは、風疹抗体価のチェックを行い、風疹の免疫がない（または低い）人には、ワクチン接種をすすめています。ワクチンは弱らせた風疹ウイルスそのものなので、接種後は2カ月間の避妊期間が必要です。

　生まれてくる赤ちゃんにとっては一生にかかわる大事なことですから、赤ちゃんを守るためにも、きちんと対応しましょう。

＊先天性風疹症候群……
白内障、難聴、心臓構造異常など。

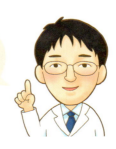

家族に喫煙者がいると、本人が吸っていなくても、いろいろなリスクがあるといわれています

甲状腺機能異常

**ホルモン環境を
ととのえてから不妊治療を**

　甲状腺から分泌されるホルモンの異常により、月経不順になったり、流産率が高まったりすることが知られています。また、妊娠初期の胎児の甲状腺ホルモン濃度は母親からの甲状腺ホルモンに完全に依存するため、胎児の発育分化に影響を及ぼすことがわかっています。

　そのため不妊治療を開始する前に、適正なホルモン環境にととのえておくことが必要です。妊娠・出産に向けては、一般的に内科で正常値とされている値よりも厳格なコントロールが必要です。

クラミジア感染症

　クラミジア感染症は性行為で感染する病気です。男性は尿道炎、女性は子宮頸管や卵管に炎症を起こしたり、卵管が癒着したりして不妊の原因になることも。自覚症状がほとんどないため、感染しても気がつかず、感染者は年々ふえる一方です。

　この感染症に代表される卵管炎では、卵管組織が破壊され、「卵管水腫」という状態になることがあります。さらに、卵管に障害を与えることから、子宮外妊娠の原因にもなると考えられます。

　血液検査をしてクラミジア抗体が陽性の場合は、夫婦で薬による治療を行います。

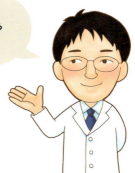

赤ちゃんを迎えるために
体の状態をととのえてから
不妊治療を始めましょう

Chapter 1

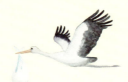

妊娠のしくみ

赤ちゃん誕生までのプロセスを、
CG画像で見てみましょう。

妊娠のしくみを知ることは、
どこに問題があって妊娠しないのか、
どんな治療が必要なのか、
それを考えるのに役立ちます。

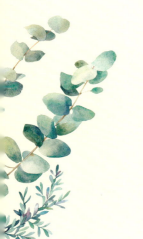
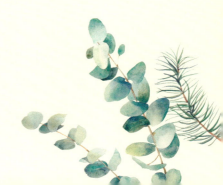

妊娠までの流れと重要なポイントをチェック！
妊娠のプロセス

すべての機能がちゃんと働いて初めて妊娠が成立します

まず、精子のルートを見てみましょう。セックスによって腟内に射精された精子は、子宮頸管（けいかん）を通って、子宮の中へと入ります。左右にある卵管へと移動して、卵管の先の膨大部（ぼうだいぶ）で卵子を待ちます。

一方、卵胞（らんぽう）に包まれた卵子は、卵巣の中で大きくなります。成熟すると卵巣から飛び出して「排卵」し、それを卵管采（さい）が「ピックアップ」します。

卵管にとり込まれた卵子に、待ち受けていた精子が入り込んで「受精」します。

受精卵は、卵管を通って子宮へと移動しながら成長します。子宮に到達して、子宮内膜に「着床」したら妊娠の成立です。

これらの働きのどこかに問題があると、妊娠には至りません。不妊治療は、その問題を発見して解決する治療です。

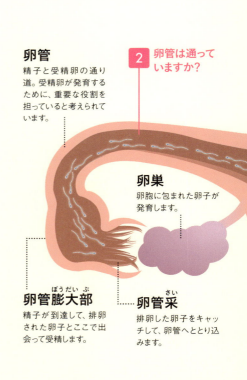

卵管
精子と受精卵の通り道。受精卵が発育するために、重要な役割を担っていると考えられています。

2 卵管は通っていますか？

卵巣
卵胞に包まれた卵子が発育します。

卵管膨大部（ぼうだいぶ）
精子が到達して、排卵された卵子とここで出会って受精します。

卵管采（さい）
排卵した卵子をキャッチして、卵管へととり込みます。

子宮内膜
受精卵が着床（妊娠）する場所。着床の時期には、ホルモンの働きによって子宮内膜が厚くなり、受精卵を迎える準備をします。

妊娠のための5つのチェックポイント

1. 精子は子宮にたどり着いていますか？
2. 卵管は通っていますか？
3. 排卵・ピックアップができていますか？
4. 卵子と精子が出会って受精しましたか？
5. 着床しましたか？（妊娠成立）

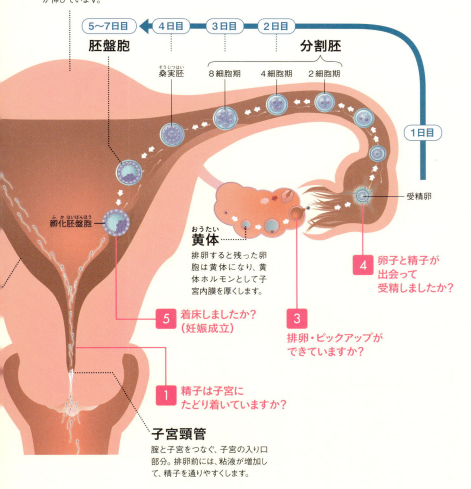

基本の流れを知っておこう！ 妊娠のプロセス
画像で見る妊娠のプロセス

プロセス 1 卵胞が育つ

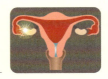

子宮のすぐそばに位置する卵巣で、卵胞が育ち始めます。卵巣には、生まれたときから持っている卵子のもと（原始卵胞）があり、それがホルモンの働きによって1周期に複数成長します。一般的に排卵するのは、その周期中には1個だけで、複数成長した卵胞の1個（主席卵胞）が排卵に向けて、さらに成熟していきます。

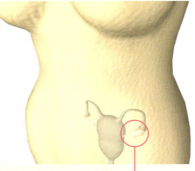

子宮から左右に伸びた卵管。その先には、卵巣が位置しています。

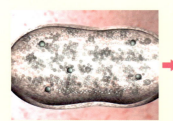

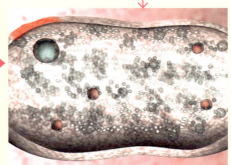

卵巣では、月経開始とともにいくつかの卵胞が大きくなります。そのうちの1個が、排卵するために、さらに成熟します（青い丸の部分）。

Chapter 1

プロセス 2 　子宮頸管粘液がふえる

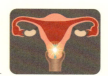

子宮の入り口である子宮頸管では、排卵が近づくとホルモンの働きで、粘液の分泌量が増加。それにより精子が通りやすくなります。タイミングをはかるなら、この時期です！

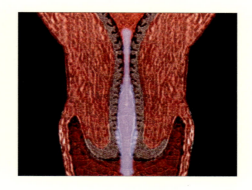

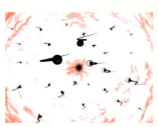

腟の中に射精された精子は、頸管粘液の中を通り抜けて、子宮へと向かいます。

妊娠のためのチェックポイント 1

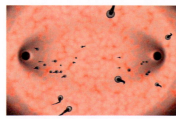

子宮頸管を通過して子宮に入った精子。左右の黒い丸は卵管の入り口。

精子は子宮にたどり着いていますか？

「ヒューナーテスト（p.96）」の結果が良好ならば、精子が子宮に入っていることがわかります。

33

基本の流れを知っておこう！ 妊娠のプロセス

プロセス3　精子の移動

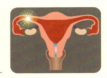

子宮にたどり着いた精子は、左右に分かれ、子宮上部にある卵管の入り口から卵管に入ります。そして、卵管を先へ先へと、どんどん進んでいきます。

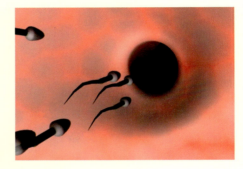

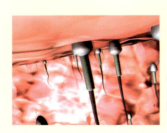

精子は卵管の先端の膨大部までたどり着くと、卵管の壁に頭を突っ込んで、卵子がやってくるのを待ちます。

妊娠のためのチェックポイント2

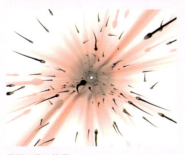

卵管を進む精子。

卵管は通っていますか？

自然に妊娠するには、精子の通り道になる卵管が、ちゃんと通っていることが絶対条件です。もしも卵管が詰まっていたら、精子と卵子は出会うことができず、受精することができません。卵管が通っているかどうかは、「子宮卵管造影検査」などで確認できます。

プロセス 4 排卵・ピックアップ

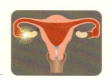

卵巣で大きくなった複数の卵胞のうち、主席卵胞と呼ばれる1個だけが、さらに成長します。十分に成熟したら、ホルモンの働きで卵巣の皮を破って外に飛び出します。これが「排卵」です。排卵した卵子は、精子が待つ卵管の先に吸い込まれます。

妊娠のためのチェックポイント 3

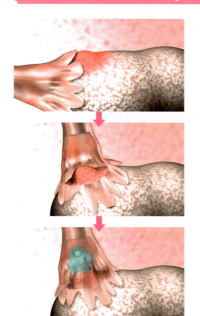

排卵・ピックアップができていますか?

卵管の先端にある卵管采が、卵巣から飛び出して排卵した卵子をキャッチして、卵管にとり込みます。これを「ピックアップ」といいます。この機能が正常に働くことで、卵子と精子は出会うことができるのです。排卵されたかどうかは排卵期前後の超音波検査で推定することはできますが、ピックアップ機能がちゃんと働いているかどうかを調べる検査は、今のところありません。

基本の流れを知っておこう！ 妊娠のプロセス

プロセス 5　卵子と精子が出会う

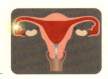

卵管にとり込まれた卵子は、卵管膨大部に到着します。そこで待ち構えていた精子と出会います。たくさんの精子が卵子に群がり、われ先にと卵子に頭を突っ込もうとします。

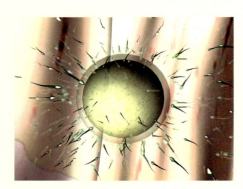

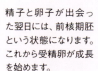
妊娠のためのチェックポイント 4

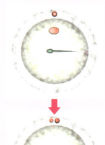

1個の精子が卵子に入り込むと、ほかの精子は入ることができません。これが「受精」の瞬間です。

精子と卵子が出会った翌日には、前核期胚という状態になります。これから受精卵が成長を始めます。

卵子と精子が出会って受精しましたか？

1個の精子が卵子の中に入り込んだ瞬間、卵子の周りにバリアが張られ、ほかの精子は突入することができません。これが「受精」です。体内で受精が行われているかどうかを確かめる検査はありません。

プロセス 6 受精卵が分割しながら移動

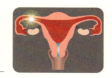

受精卵は2分割から4分割、さらに8分割と、細胞分裂を繰り返しながら卵管を移動して、子宮へと向かいます。受精卵が通過する卵管は、その成長のために大事な機能を持っていると考えられています。

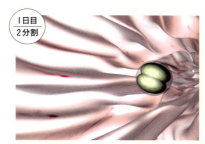

▼ 1日目には、2分割まで成長します。

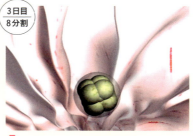

▼ 3日目には、8分割まで成長します。

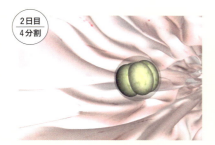

▲ 2日目には、さらに分割して4分割に。

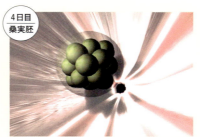

さらに分割すると、4日目には、細胞同士が結合して割球がわかりにくくなる、桑実胚という状態に成長。

基本の流れを知っておこう！ 妊娠のプロセス

プロセス7 子宮内膜に着床（妊娠）

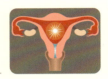

排卵から約5日後、ついに受精卵が子宮にたどり着きます。細胞分裂を繰り返した受精卵は「胚盤胞（はいばんほう）」という状態に成長しています。受精卵（胚）が子宮内膜に根をおろすことを「着床」といいます。これが一般的には妊娠の成立です。

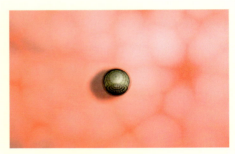

受精卵は5日かけて子宮にたどり着きます。

妊娠のためのチェックポイント5

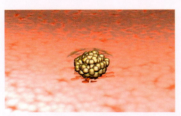

ホルモンによって厚くなった子宮内膜に、受精卵が着地します。これが着床です。

着床しましたか？

受精卵が子宮内膜に根を張って着床すれば「妊娠」成立です。着床したかどうかは、血液検査でホルモン値を調べることでわかります。「子宮内膜は受精卵のベッド」とたとえられるように、子宮内膜の環境は妊娠の一つの条件でもあります。

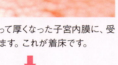

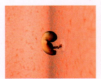

しっかり根を張った受精卵は、胎嚢（たいのう）から胎芽（たいが）という状態をへて、胎児へと成長します。

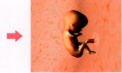

胎児は母体の養分をもらいながら、出産まで子宮の中で成長します。

Chapter 1

体外受精とは
「卵子と精子が出会えていないなら
出会わせてみる」という方法なのです

チェックポイントのうち
ピックアップ機能は
調べることができません

　女性の体の中で起こる妊娠までの流れは、このうちのどれか1つのプロセスが欠けても妊娠することができません。

　では、これらの機能がちゃんと働いているかどうかを調べるには？
「精子が子宮に入っているか？」はヒューナーテストで、「卵管が通っているか？」は、子宮卵管造影検査で調べることができます。
「受精したか？」を検査する方法はありませんが、体外受精を行えば、受精したかどうかは判明します。「着床したか？」は血液検査でわかります。

　検査ができないために、ちゃんと機能しているかどうか最後までわからないのが、「ピックアップ機能」です。

　原因不明不妊といわれる人は、このピックアップ機能がうまく働いていないために、卵子と精子が出会えていない可能性が高いと考えられます。

　不妊期間が長い人でも、体外受精1〜2回目など短期間で妊娠することがあります。このことからピックアップ機能が不妊の原因で、「卵子と精子が出会えていなかったため」と考えられる場合も多いです。

妊娠のための
5つのチェックポイント

Point-1
精子は子宮にたどり着いていますか？
ヒューナーテスト(p.96)の結果が良好ならば、精子が子宮にたどり着いているとわかります。

Point-2
卵管は通っていますか？
子宮卵管造影検査や腹腔鏡検査で調べることができます。

Point-3
排卵・ピックアップができていますか？
排卵したことは血液検査や超音波検査で推測できますが、「卵子が卵管にとり込まれたか？」を調べる検査は、現在のところありません。

Point-4
卵子と精子が出会って受精しましたか？
体外受精を行えば、精子と卵子が受精したかどうかがわかります。

Point-5
着床しましたか？（妊娠成立）
着床したかどうかは血液検査でわかります。ただし、妊娠が継続しなくて流産になるケースもあります。

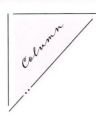

原因不明不妊とは

不妊の検査には、さまざまなものがあります。
超音波検査、子宮卵管造影検査、黄体機能検査など、
ひととおり受けるはずです。
そして、原因不明不妊の女性は、
どの検査をしても
「異常なし」という結果が出ます。

＊

「異常がないのに妊娠しない」ということは、
原因がないということではありません。
現在の医学では発見できない
原因が隠れているということなのです。

＊

「原因不明不妊（機能性不妊）」とは、
現在の不妊検査・治療では解明できない原因があり、
子どもができない状態をさします。

Chapter **2**

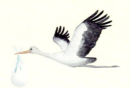

KLCメソッドの体外受精

一般的に行われている体外受精と、
KLCメソッドの違いがわかる

「自然・低刺激周期」の体外受精は、
薬の使い方や採卵・胚移植のしかたなど
さまざまな点で工夫がこらされています。
加藤レディスクリニックの考え方と、
オリジナルの方法をまとめました。

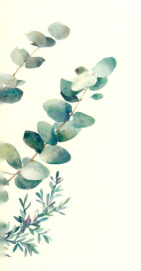
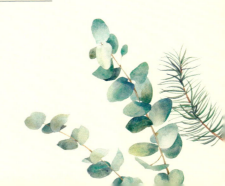

自然・低刺激周期の体外受精のベースになる考え方
KLCメソッド、2大キーワード

加藤レディスクリニック独自の「KLCメソッド」による体外受精の考え方

　日本でも世界でも現在、強い排卵誘発剤を使って多くの卵胞を育てる過排卵誘発による体外受精が行われています。加藤レディスクリニックも、かつてはこの方法を行っていました。

　しかし、治療を続けるうちに「本当にこの方法がよいのか？」と疑問を持ち、研究を重ねました。そうして、自然の妊娠のしくみに立ち返り、それに近い形で行う「自然・低刺激周期」の体外受精に至ったのです。

　ここでは、KLCメソッドの体外受精の基本となる、2つの大きなキーワードを解説します。

KLCメソッド2大キーワード

1 できるだけ自然に近い排卵
加藤レディスクリニック発の体外受精の方法です。

2 最小限の薬の使用
薬は足りない分だけを補います。

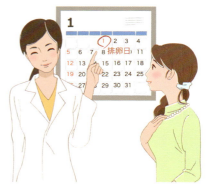

KLCメソッドは、その人の体のリズムに合わせた治療を行います。

1 できるだけ自然に近い排卵

本来、自然に排卵する卵子を ベストなタイミングで 採卵して受精させます

「体外受精は不自然だ」と言う人がいます。確かに、多量の排卵誘発剤を投与して、多数の採卵をするのは、自然から離れていますし、体への負担も大きいものです。

　加藤レディスクリニックが追求するのは、それとはまったく逆で、みずからのホルモンの働きを大事にした「自然・低刺激周期の体外受精」です。

　毎月の排卵では、いくつか育った卵胞の中から、最終的に1個の卵胞が選び抜かれて成長します。この「本来、排卵するはずの卵子」をベストなタイミングで採卵するのが、自然・低刺激周期の体外受精です。

　原因不明不妊の多くが、排卵した卵子が卵管にとり込まれていない「ピックアップ障害」だと考えると、不妊の原因は「卵子と精子が出会えていない」ことです。

　つまり、体外受精・顕微授精は「卵子と精子を出会わせる」ための、必要最小限のサポートなのです。

2 最小限の薬の使用

薬を使うのは 自分のホルモンの 不足を補うため

　不妊治療をしている多くの人は「子どもは、1人か2人授かればいい」と思っているのではないでしょうか。だとすると、排卵誘発剤をたくさん使って、いくつもの卵胞を育てる必要など、まったくないのです。

　加藤レディスクリニックでは、薬の投与はあくまでも「足りない分を補うため」と考えます。

　排卵誘発剤の中でも、おだやかな効きめのクロミフェンクエン酸塩（クロミフェン製剤）やレトロゾールを服用して、通常の排卵に近い形で卵子を育てていきます。また、まったく薬を使わない「完全自然周期」の体外受精にもとり組み、実績をあげています。

　多くの不妊治療施設では、今も排卵誘発剤の注射・hCGを使用していますが、これは卵巣刺激症候群（OHSS）の副作用が心配な薬です。過剰な投薬を避けることは、副作用の心配から解放されることでもあるのです。

参照▶p.62　▶p.78

KLCメソッドの体外受精8つの特長

大量のゴナドトロピンや hCGを使わない方法

1 自然な排卵に 近づくように排卵誘発剤は 必要最小限

体外受精では、多くの卵子を採卵するために、卵巣に働きかける排卵誘発剤の注射（ゴナドトロピン）を連日打って卵胞を育てることがあります。これを「卵巣刺激」といいます。同時に、長期に使用した場合、排卵を抑えるGnRHアゴニスト点鼻薬（スプレキュアまたはブセレリン、単発では排卵を促進）やGnRHアンタゴニスト製剤も使います。つまり、自分のホルモン分泌を抑えて排卵をコントロールし、そのうえで多量の排卵誘発剤を投与しているのです。

一方、KLCメソッドでは、「本来なら自分の力で排卵する卵」を育てるのですから、過剰な卵巣刺激をする必要はなく、排卵誘発剤の中でも効きめがおだやかなクロミフェン製剤やレトロゾールを服用します。これは脳に作用する薬で、卵巣への影響はあまり心配ありません。

ただ、人によっては、これだけでは卵胞が発育しない場合があるので、ホルモン値を測定しながら、足りない分は少量のゴナドトロピンの注射で補います。

KLCメソッドの体外受精 8つの特長

1 排卵誘発剤の主役はマイルドな飲み薬で
2 hCGは使わない
3 注射の排卵誘発剤は最小限で補助的
4 オリジナルの細い採卵針
5 無麻酔で採卵
6 採卵時に卵胞の洗浄をしない
7 タイムラプスインキュベーター
8 経腟超音波ガイド下による胚移植

2 妊娠判定に影響のある hCGは使いません

他院では、体外受精の採卵の前、そして胚移植のあとに、hCG注射を打つことがあります。しかし、KLCメソッドでは、どちらも使用しません。

採卵前には点鼻薬（GnRHアゴニスト）を1度だけ用いますが、これは自分のホルモン分泌を大切にした考え方によるものです（p.79参照）。

また、妊娠判定では血液中のhCG値をはかるため、hCG注射を打っていると数値が高く出てしまうことがあります。そのため、妊娠していないのに「妊娠」と判定されることがあります。

hCG注射を使わないKLCメソッドでは、妊娠判定にその影響はありません。

■KLCメソッドの体外受精8つの特長

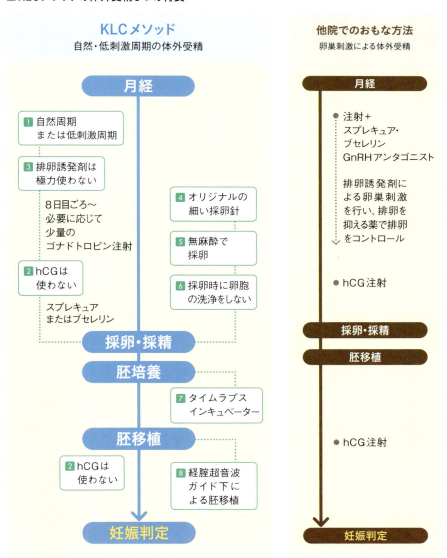

KLCメソッドの体外受精8つの特長
完全自然周期と低刺激周期

3 排卵誘発剤を まったく使わない方法と 少量だけ使う方法

　加藤レディスクリニックが従来提唱してきた「完全自然周期」とは、排卵誘発剤をいっさい使わないで体外受精をすることです。薬に頼ることなく、自分の体のリズムを生かした方法です。

　一方「低刺激周期」は、おだやかな効きめの排卵誘発剤であるクロミフェン製剤（製品名：クロミッド）やレトロゾールなどの飲み薬を使う方法。完全自然周期では通常1個の卵胞のみが育ちますが、低刺激周期では2個以上発育する可能性が高くなります。さらに必要に応じて、ゴナドトロピンの注射を少量併用することもあります。

　もちろんその場合も、投薬は必要最小限にとどめて、体への負担をできるだけ少なくします。

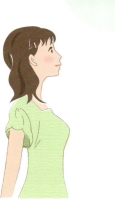

排卵誘発剤を
使わない
完全自然周期

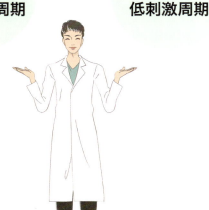

排卵誘発剤を
最小限
低刺激周期

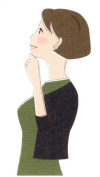

Chapter 2

クロミフェンの働き

　クロミフェンにより下垂体から卵胞刺激ホルモン（FSH）と黄体化ホルモン（LH）が分泌され、これらが卵巣に作用することで、卵胞が発育します。
　卵胞刺激ホルモンは卵胞の発育を促し、黄体化ホルモンは卵胞発育を促すとともに排卵直前に急激に分泌量が高くなり、「LHサージ」という状態を引き起こして排卵を促します。

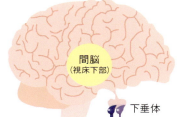

レトロゾールの働き

　レトロゾールはアロマターゼ阻害薬の一つで、アロマターゼという酵素の働きによってできる女性ホルモンのエストロゲンの生成を抑制します。エストロゲンの分泌が低下すると、逆にFSH（卵胞刺激ホルモン）の分泌は増加するので、卵胞の発育や成熟を促します。

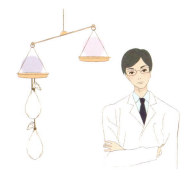

完全自然周期では発育する卵胞は1個なので卵子がとれない可能性があります。卵巣機能が正常で複数卵胞発育が期待できる患者さんには、低刺激周期をおすすめします。

KLCメソッドの体外受精8つの特長
オリジナルの細い採卵針

4 超音波モニターで観察して卵胞液から確実に卵子を吸いとります

　KLCメソッドの体外受精では、採卵のときには超音波モニターを使用します。卵子は卵巣の卵胞の中にあり、採卵では、その卵胞に針を刺して卵胞液ごと体外に吸いとります。

　採卵する卵胞の数や大きさ、卵胞液の量などは、人によって異なります。大事な卵子を確実に採取するためには、モニターで状況をよく観察しながら、慎重に行う必要があるのです。

　現在は簡単そうに行われている採卵ですが、以前はおなかにメスを入れる開腹手術によって行われていました。膣から器具を入れる経腟超音波モニターを使いながら行う採卵は、さまざまな技術が進むことで、可能になった方法です。

採卵の手順

1 消毒を行います。
2 腟から超音波モニターの機器を挿入し、卵巣の状態を確認します。
3 卵巣に採卵針を刺して、卵胞液をすばやく吸いとります。
4 胚培養士が顕微鏡で卵胞液を確認し、その中の卵子を見つけて保存します。

超音波画像で見る卵胞液を吸いとる様子

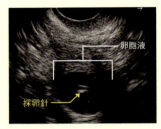

❶ 黒く見える部分が卵胞液に満たされた卵胞。ここに採卵針を刺します。

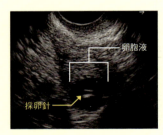

❷ 卵胞液をすばやく吸いとります。

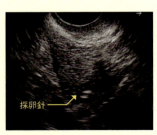

❸ 黒い部分が見えなくなるまで吸いとり、採卵は終了です。

採卵する針を細くすることで採卵時の痛みを軽くして内出血も減少しました

　採卵は卵巣に針を刺すため、どうしても痛みが伴います。採卵針が細ければ細いほど、痛みは少なく、また、卵巣や腟からの出血も少なくなります。

　そこで加藤レディスクリニックでは、採卵のための細い針を研究し、卵子の吸引が可能な極限まで細くしました。

　現在では、21～22ゲージというサイズの針を使用しています。一般的に採血のときに使用する針が21～23ゲージですから、その細さのイメージがつかめるでしょうか。

　こうして細い針を追究した結果、採卵時の卵巣や腟からの出血によって入院が必要になる人は、激減しました。

加藤レディスクリニックで使用する採卵針

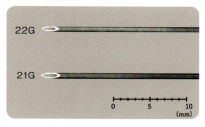

一般的に使用する採卵針

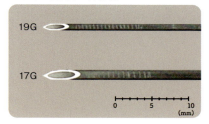

独自開発した採卵針

極力細くした採卵針の断面について説明します。

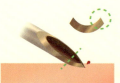

針先の断面は鋭くなっています。皮膚に当たる面積が少ないと摩擦や損傷面積も少なくてすみます。

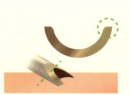

後部断面はやや鈍くなっています。切る動きから押し広げる動きに変わるので、出血と痛みは軽減されます。

KLCメソッドの体外受精8つの特長
採卵は無麻酔で行います

5 自然周期で育てた大事な卵子を短時間でとり出します

　KLCメソッドの体外受精では、採卵のときに麻酔をしません。その理由を説明しましょう。

　麻酔をすれば、痛みを感じることなく、患者さんは快適そうに思えますが、麻酔に伴うリスクも存在します。

　また、麻酔にかかる時間やコスト、患者さんの麻酔から覚めたあとの不快感や、動けるようになるまでの時間などを考えると、できれば避けたいものです。

　KLCメソッドの体外受精では、成熟する卵胞数は、卵巣刺激周期法のように多くはありません。そのため針を刺す卵胞の数が少なく、短時間での採卵が可能です。

　また、独自に開発した細い採卵針の使用や、医師の採卵テクニックも、痛みの軽減につながっています。

KLCメソッドの体外受精 無麻酔採卵が可能な理由

Point-1
自然・低刺激周期の体外受精では、もともと育つ卵胞の数が少なく、そのため針を刺す卵胞の数も少ない。採卵に要する時間が短くてすむ。

Point-2
研究を重ね、極限までの細い採卵針を使用。

Point-3
他院で行われている卵胞の洗浄をしないので、時間を短縮し、採卵時の感染リスクを低下させる意味もある。

Point-4
年間2万周期にも及ぶ採卵数により、蓄積された採卵テクニック。

以前は、手術のように行われていた採卵。KLCメソッドでは無麻酔で行うので、採卵の様子をモニターで見ることができます。

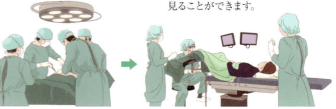

KLCメソッドの体外受精8つの特長
卵胞洗浄をしない採卵

6 感染のリスクを避けるため
　卵胞の洗浄をせずに
　卵子をとり出しています

　他院の体外受精では、採卵のときに卵胞洗浄を行うことがあります。卵胞洗浄とは、採卵して吸いとった卵胞液の中から卵子が見つかるまで、卵胞を洗浄液で洗うというものです。

　この卵胞洗浄を行うと、卵胞内で液の出し入れが繰り返されるので、感染のリスクが高くなります。また、採卵が長時間に及ぶので、苦痛も増してしまいます。

　KLCメソッドでは、卵胞洗浄は必要のない作業だと考え、実施していません。

　実際の採卵では、卵胞洗浄をしなくても良好な回収率が得られています。

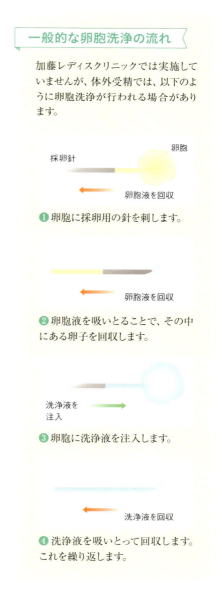

一般的な卵胞洗浄の流れ

加藤レディスクリニックでは実施していませんが、体外受精では、以下のように卵胞洗浄が行われる場合があります。

❶ 卵胞に採卵用の針を刺します。

❷ 卵胞液を吸いとることで、その中にある卵子を回収します。

❸ 卵胞に洗浄液を注入します。

❹ 洗浄液を吸いとって回収します。これを繰り返します。

KLCメソッドの体外受精8つの特長
タイムラプスインキュベーター

受精卵の成長を
やさしく、しっかりと
見守ります

　体外で出会った卵子と精子の受精に成功すると、その後はインキュベーターという培養器の中で育てます。インキュベーターの内部は温度や酸素、二酸化炭素などの濃度が一定に保たれ、子宮の中と同じような環境に設定されています。

　従来のインキュベーターでは、受精卵の発育の状態を確認するために、いったん外にとり出して、顕微鏡で観察していました。そのとき受精卵は外気に触れるため、環境の変化がストレスとなり、成長に影響を及ぼす可能性がありました。

　タイムラプス（微速度撮影）インキュベーターは、顕微鏡を組み込んだカメラが内蔵されているので、観察のために受精卵をとり出す必要がありません。

また、撮影した写真は、外部のモニターで、動画のように連続して分割の様子を観察できるので、これまではわからなかった受精卵についての多くの情報を得ることができるようになりました。

　たとえば、通常、受精卵は1細胞から2細胞、4細胞と順に分割していきますが、いつも同時に倍々に分割するとは限りません。まれに1細胞からいきなり3細胞に分割してしまうダイレクト分割や、4細胞が3細胞に戻るリバース分割などが起こることも。このような受精卵では、その後の発育能力は低いと考えられます。

　タイムラプスインキュベーター導入後、以前と比較すると、胚盤胞の発生率、胚盤胞の発生速度、形態良好な胚盤胞の率、さらに胚盤胞移植後の妊娠率（心拍確認）のすべてにおいて向上が、見られています。

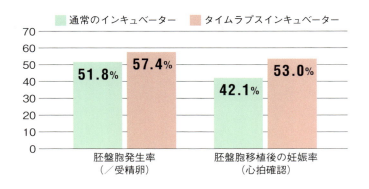

Chapter 2

タイムラプスインキュベーターのメリット

1 受精卵を外にとり出すことなく観察ができるので受精卵への負担が軽減される

2 内蔵カメラによる撮影でこれまでは観察できなかった分割の様子が時間を追って詳細にわかる

↓

正常な分割をしているより胚移植に適した受精卵を選択するための情報が得られる

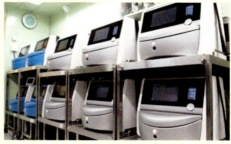

加藤レディスクリニックではタイムラプスインキュベーターを、スウェーデンに本社を置く不妊治療分野の製品のリーディングカンパニー、ヴィトロライフ社と共同開発。その最新改良型タイムラプスインキュベーターを、世界最大規模の22台導入して、24時間受精卵の成長を見守ります。

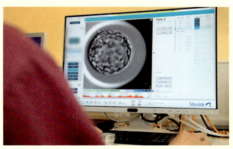

培養中は、タイムラプス(微速度撮影)と呼ばれる方法で、6分ごとに受精卵を撮影し、その写真をつなぎ合わせて連続した動画として分割の様子を観察します。

53

KLCメソッドの体外受精8つの特長
経腟超音波を使った胚移植

7 胚移植とは、胚をそっと子宮内膜におくこと。モニターで確実に行います

「移植」というと、心臓移植などの臓器移植を連想するかもしれません。体外受精での胚移植は、それとは違い、胚（受精卵）を子宮内膜の間にそっとおいてくるだけのことです。

簡単そうですが、実はこれがとても重要なことなのです。胚がちゃんと子宮の中に入ったか、子宮内膜を傷つけていないか、確実に慎重に行わなければいけないのです。

そのために、KLCメソッドでは経腟超音波でモニターしながら胚移植を行います。腟から挿入したカテーテルの進みぐあいと、胚をおく位置などをモニターでよく見ながら、細心の注意を払って胚を子宮に移植します。

他院ではモニターを行っていない手探りでの移植か、モニターをしたとしても、おなかの上からの経腹超音波が多いようです。これではよく見えないので、本当に子宮の中の適切な位置に移植できたか確認するのはむずかしいでしょう。子宮にきちんと戻せなければ、もちろん妊娠は望めません。

腟からの超音波によるモニターは、移植したことを確実に確かめられます。右がその画像です。

胚移植の超音波画像

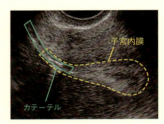

❶腟から子宮の中にカテーテルを挿入します。

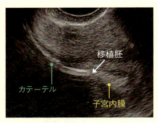

❷カテーテルの先から、胚（受精卵）を押し出します。

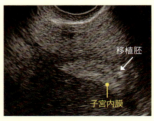

❸胚が子宮内膜の上におかれました。空気を含むことで、映像では白く見え、確実に子宮に戻したことが確認できます。

胚移植の手順

1 医師が消毒を行います。
2 超音波で子宮内膜の厚さを確認します。
3 カテーテルの外筒を挿入して、待機します。
4 胚培養士が移植カテーテル内に、培養した胚を吸いとります。
5 医師が胚培養士から胚の入ったカテーテルを受けとります。そのカテーテルを外筒の中に通して、子宮内へと挿入します。
6 カテーテルの先から胚を送り出し、子宮内に移植します。
7 カテーテルを抜き、中に移植胚が残っていないか確認します。

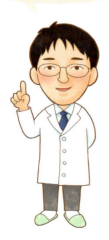

胚移植では確実に子宮に戻すことが大事です。それを確認するためにモニターが必要なのです

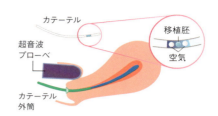

1・2・3・4 消毒を行い、子宮内膜の厚さをはかったあと、カテーテルの外筒を挿入します。胚培養士が移植カテーテル内に胚を吸いとります。胚は空気にはさまれた状態になるので、超音波モニターに胚が映り、その位置を確かめやすくなるのです。

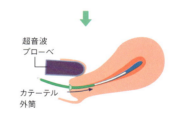

5 胚の入ったカテーテルを胚培養士から受けとり、医師が子宮内へと挿入します。

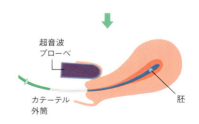

6・7 超音波でモニターしながら、胚を子宮に移植します。カテーテルを抜きとったあとに、カテーテルの中に胚が残っていないか確認します。

KLCメソッドの体外受精8つの特長

胚移植のときに
もしもカテーテルが
入らなかったら?

　胚移植では、子宮内膜を傷つけないことが重要です。そのために、とても細くてやわらかいカテーテルを使います。

　このカテーテルも、たくさんの症例から研究を重ねて作り出された、KLCメソッドのオリジナルです。

　それでも、胚移植の際、子宮の位置や子宮口の向きなどから、「カテーテルが子宮の入り口から中へとうまく入らない」ということが、ときどき起こります。一般的には、この状態では移植は中止になるでしょう。

　しかし、この場合には、TOWAKOメソッドという移植方法があります。開院以来すでに30年近く実施し、妊娠の実績も数多くあります。

　腟からカテーテルを挿入するのがむずかしい場合には、腟から針を子宮に直接突き刺して、子宮の中に胚を戻します。実際には、ごくまれなケースです。この胚移植も、モニターを見ながら行い、確実に子宮に胚を戻したことを確認します。

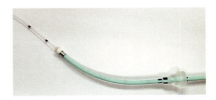

胚移植で使用するカテーテル。細くてやわらかいのが特長。KLCメソッドオリジナルのカテーテルです。

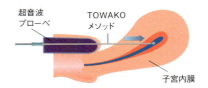

もしもカテーテルが入らないときには、直接、子宮に針を刺して胚を戻す、TOWAKOメソッドという方法があります。TOWAKO（永遠幸）とは加藤レディスクリニックのグループ名です。

Chapter **3**

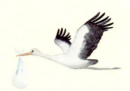

体外受精の スケジュール

**自然・低刺激周期での
基本的な通院予定などがわかる**

「自然周期」の体外受精にも、
いくつかの方法があります。
それぞれについてのスケジュール、
また、採卵や胚移植の当日の流れも、
ここで紹介しています。

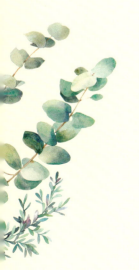
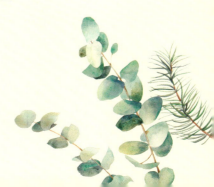

スタートから妊娠判定まで
自然・低刺激周期の体外受精・顕微授精

加藤レディスクリニック独自の「KLCメソッド」による体外受精の考え方

　体外受精というと特別なことのように感じますが、「KLCメソッド」の自然・低刺激周期治療は、自然妊娠に至る体の動きに沿った治療です。卵胞（らんぽう）が育つ時期にはみずからのホルモンの力を生かして、排卵誘発剤の使用を最小限にとどめ、採卵もできるだけ体に負担の少ない方法で行います。

卵胞（卵子）の発育

採卵

受精

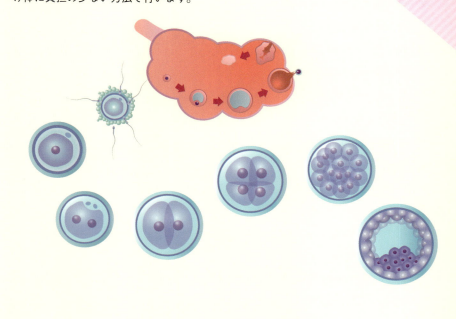

Chapter 3

1 検査・診断 不妊原因を調べ、多嚢胞性卵巣症候群（PCOS）や卵管水腫などの治療にもとり組みます。

2 排卵促進 排卵誘発剤は必要最小限とし、hCG（注射）は使いません。

3 採卵 無麻酔による採卵、独自技術による採卵針などで体の負担を軽くします。

4 受精 基本は体外受精が第一選択で、状況に応じて顕微授精をします。

5 培養 培養した受精卵を凍結し、ベストコンディションで子宮に移植します。

6 胚移植 経腟超音波を使って受精卵を確実に子宮に戻します。

7 妊娠判定 単一胚移植で多胎妊娠を防ぎ、異所性妊娠のときには治療を行います。

受精卵の発育

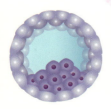

59

施設の中を写真でチェック！
KLCメソッドの体外受精の流れ

■ 採卵の準備
超音波での卵胞チェックや血液検査でホルモン値を調べて、採卵日を決定します。

■ 採卵・採精
女性は手術室で卵子を採卵、男性は個室で精子を採取します。

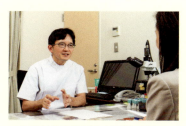

▲体外受精を希望する周期の月経3日目に受診します。問診や内診（超音波検査）、血液検査などを行い、採卵に向けて準備をスタートします。数回通院して、卵胞の発育をチェックしたり、血液検査でホルモン値をはかったりして、採卵日を決定します。

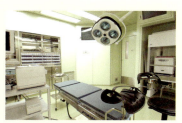

▲採卵を行う手術室（オペ室）。着がえをしてスタンバイし、看護師の付き添いのもと、入室します。採卵にかかる時間は数分ほど。採卵はモニターを使って行われ、その様子を確認することができます。採卵後はリラックスルーム（右ページ参照）で15分ほど休み、出血や異常がないかを確認してから帰宅します。胚移植も、この手術室で行います。

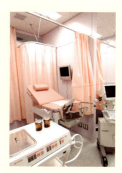

▲内診室。腟から器具を入れる経腟超音波で卵巣の様子をみて、卵胞の発育状態をチェックします。その様子は、壁のモニターで見ることができます。

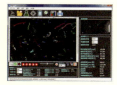

▲採卵日には男性も受診し、クリニック内の個室で精液を採取します（採精）。胚培養士が精子運動解析装置システムを用いて、精子の数や運動率を短時間で正確に自動解析します。当日、都合が悪い場合は、自宅で精液を採取して持ってくる方法や、あらかじめ凍結しておく方法もあります。

Chapter 3

■ 受精・培養
卵子と精子を受精させて、受精卵を育てます。

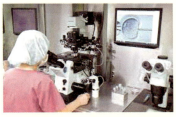

▲卵子と精子を出会わせる体外受精・顕微授精を行う無菌室（クリーンルーム）。卵子に適応した環境をつくるために、光・温度・湿度が調整されています。採卵の翌日に受精を確認、2〜7日ほど培養したのち、胚移植を行います。

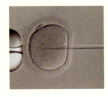

◀精子と卵子の状態によっては、顕微授精を行います。

■ 胚移植
受精卵（胚）を子宮に戻します。

◀胚移植前に、胚培養士からの説明を受ける問診室。移植する胚の状態や移植方法、これまでのデータから妊娠の可能性がどの程度か、などの説明があります。

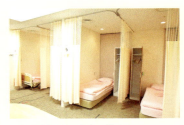

▲胚移植をしたあとに休むためのリラックスルーム。安静にする時間は、15分が目安です。

■ 妊娠判定〜卒業
判定日に妊娠を確認、数回通院したら卒業です。

胚移植後、判定日に血液検査をして、妊娠しているかどうか判定します。妊娠していれば、その後は10日〜2週間おきに通院し、様子を確認します。妊娠9週で加藤レディスクリニックを卒業、産科施設に転院となります。

KLCメソッドの体外受精・全体の流れ
体外受精のスケジュール

基本パターンにも
バリエーションがあります

体外受精には、さまざまな方法があります。KLCメソッドの体外受精は、薬の使用を最小限にとどめる「自然・低刺激周期」が基本です。

体外受精のおおまかな流れは、下の1〜4です。

最も多いのは、排卵誘発剤のクロミフェンを内服する方法です。

クロミフェンだけではホルモンの分泌が十分でない場合には、少量のゴナドトロピンの注射を組み合わせることもあります。

どの方法を選択するか、また治療内容やスケジュールは、その人の状況によって異なります。ホルモン検査などを行って決定します。

体外受精の流れ

1 卵子を育てる（排卵誘発剤の服用）
   必要に応じて診察、内診、採血（ホルモン値を測定）
2 採卵、採精
3 胚移植（胚凍結の場合もあり）
4 妊娠判定

クロミフェンを内服する周期

薬の使い方

クロミフェンを内服する周期には、次のようなパターンがあります。ホルモン検査などを行い、どの方法にするか決定します。

クロミフェンだけを内服

クロミフェン＋
少量のゴナドトロピンの注射

おもな流れ

月経3日目からクロミフェンの内服を開始します。

1 | 月経3日目〜
   クロミフェンの内服を開始

2 | 月経8日目〜（1日おき）
   場合によって、
   少量のゴナドトロピンを注射

＊通院日は、月経3日目〜採卵日まで、人によって回数が異なります。
＊それぞれのくわしいスケジュールはp.67を参照。

🔍 keyword　クロミフェン

クロミフェンクエン酸塩は製剤名で、排卵誘発剤の一つ。

一般的に「クロミッド」の商品名で呼ばれる。卵巣への負荷があまり強くない薬剤（錠剤）。

Chapter 3

レトロゾールを内服する周期

薬の使い方

レトロゾールは、エストロゲン(卵胞ホルモン)の分泌を低下させ、それにより下垂体からのFSH(卵胞刺激ホルモン)の分泌が増加するため、卵胞の発育を促します。2022年4月より排卵誘発剤として認められ、健康保険で使えるようになりました。

| 1 | 月経3日目〜
レトロゾールの内服を開始。
5日間服用 |

どんな人に

● クロミフェンより作用がマイルドなので、おもに多嚢胞性卵巣症候群(PCOS)などの排卵障害のある月経周期の長い方に使用します。
● クロミフェンのような子宮内膜が薄くなる副作用がないので、採卵と移植を同じ周期にする方にも使用することがあります。

〈完全自然周期〉

排卵誘発剤を使わない周期

| 1 | 月経が28日周期の場合は、11〜12日目の午前中に来院。 |
| 2 | 採血してホルモン値を調べ、超音波で卵胞をチェックして、採卵の予定を決めます。発育が不十分な場合は、数日後に再度診察となることも。 |

＊ホルモン値によっては、受診当日に採卵を行うこともあります。

〈低刺激周期〉

ごくまれですが、下垂体機能不全の場合は、排卵誘発剤の注射をして治療を進める場合があります。

できるかぎり排卵誘発剤を使わずに自然に成熟する卵子を採卵します

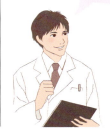
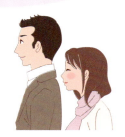

KLCメソッドの体外受精・基本のスケジュール
排卵誘発剤を内服する周期

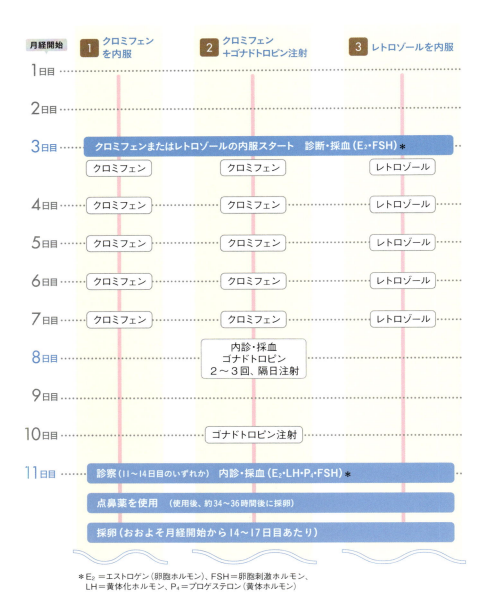

＊E₂＝エストロゲン（卵胞ホルモン）、FSH＝卵胞刺激ホルモン、
LH＝黄体化ホルモン、P₄＝プロゲステロン（黄体ホルモン）

前ページより続く

 1 クロミフェンを内服

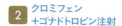 2 クロミフェン＋ゴナドトロピン注射

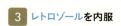 3 レトロゾールを内服

採卵（おおよそ月経開始から14〜17日目あたり） 参照▶p.48

採卵当日は、半日ほど時間をみておきましょう。
- 当日の採卵時間は、点鼻薬の使用時間とホルモン値で決まります。
- 当日は夫婦での来院になります。採卵に合わせて夫が来院できない場合は、自宅で精液をとって2時間以内に持ち込むか、あらかじめ精子を採取して凍結しておきます（凍結の場合は予約が必要）。

▼

採卵後 ▶ 移植日の決定

1日目 ── 受精確認 ……… KLCアプリの培養情報画面で受精の確認をします。

2日目 ── 分割胚移植 ……… 採卵後2日目の移植　Day 2 ET
来院前にアプリで分割の確認をします。分割の確認ができれば受精卵の発育とみて、その日に移植します（分割胚移植）。

3日目 ……

4日目 ……

5日目以降 ── 胚盤胞の凍結
（次周期以降の移植） ……… アプリで凍結の確認をします。

▼

次ページに続く

KLCメソッドの体外受精・基本のスケジュール

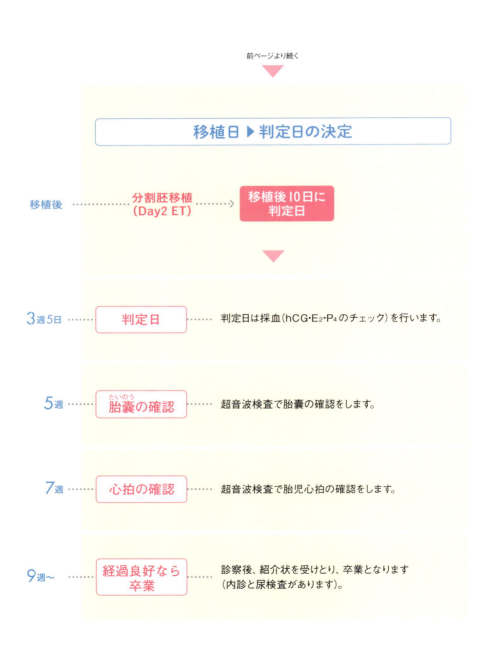

来院日のスケジュール（月経周期28日の場合）

完全自然周期と低刺激周期は、通院日数が少ないことも特長です。

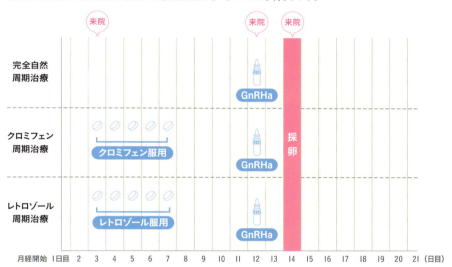

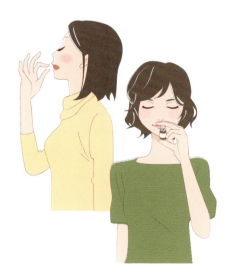

低刺激周期では、1〜3個の卵胞の発育を促します。クロミフェンもレトロゾールも飲み薬なので、通院の必要はありません。また、採卵直前に投与するGnRHアゴニスト（スプレキュアまたはブセレリン）は点鼻薬なので、自宅で利用できます。したがって、完全自然周期治療と同じくらい少ない通院ですみます。

KLCメソッドの体外受精・採卵と胚移植
採卵・採精当日の流れ

step 1 夫婦で受診

- 採卵当日は夫婦ふたりで来院して、受付をすませます。

step 2 採卵

- 先に採卵をします。採卵にかかる時間は5～10分くらいです。原則として無麻酔で行います。
- 採卵後は15分の安静のあとに、診察・問診を行います。

step 3 採精

- 採卵が終了し、卵子を採取できたことを確認したら、夫が採精室で採精をします。
- 当日来院が不可能な方は、あらかじめ凍結精子を用意するか、2時間以内に採精したものを持ち込むことも可能です。
- 加藤レディスクリニックで精液検査をしたことのない方は、来院後すぐに採精をします。

step 4 説明

- 採取した卵子の状態について胚培養士から説明があり、その後医師による問診を行います。

Chapter **3**

step 5 受精

● 採精が終わったら、胚培養士が卵子と精子を受精させます。

step 6 会計

● すべて終了したら、会計となります。アプリでの会計も可能です。
● アプリ会計に登録すれば、会計の待ち時間なくご帰宅が可能です。
　（検査の結果がまだ出ていない場合は、院内で待つこともあります）。

帰宅後の注意事項

湯ぶねは避け、
シャワー浴のみにします。

激しい運動は避け、できるだけ
ゆっくりした行動を心がけます。

「37.5℃以上の発熱」「痛みが強くなった」
場合は、我慢せずに早めに電話連絡を
（診察や他院へ紹介になる場合があります）。

抗生剤を飲み忘れた場合は、
次の食後から飲み忘れないよう気をつけ、
最後まで飲み切りましょう。

受精確認

● 翌日午後に、KLCアプリの培養情報画面で受精結果を確認できます。
● 質問や不明な点がある場合は、培養室までお電話ください。

KLCメソッドの体外受精・採卵と胚移植
胚移植当日の流れ

step 1 受診

- 胚移植当日は、女性のみの来院になります。ご夫婦の署名が入った胚移植申込書を提出し、指定されたお時間までに受付を済ませてください。
- 新鮮胚移植の場合と、凍結融解胚移植では受付時間が異なります。

step 2 説明

- 胚移植が決まりましたら胚培養士から胚移植に関する説明があります。

step 3 胚移植

- 説明後、胚移植を行います。移植にかかる時間は5〜10分ほどです。まれに子宮の屈曲状態によって時間がかかる方がいます。
- 移植後はベッドに横になり、15分ほど安静にします。

step 4 会計

- 移植後の安静時間が経過し、会計をして終了です。アプリでの会計も可能です。アプリ会計に登録すれば、会計の待ち時間なく帰宅できです。

Chapter **3**

帰宅後の注意事項

カテーテルや消毒の刺激により、
出血が数日続くことがあります。

胚移植当日・出血がある間は、
シャワー浴のみにします。

激しい運動は避け、できるだけ
ゆっくりした行動を心がけます。

胚移植後は、妊娠していると仮定して過ごし、
アルコールは控えてください。

たばこはやめましょう。

基礎体温は引き続き毎日測定し、
胚移植日以降2日続けて0.3℃以上、
基礎体温が下がった場合は、
午前中にお電話ください。

当院で処方した薬以外の服用は
医師に相談してください。

KLCメソッドの体外受精・凍結胚移植 -1
自然排卵周期・レトロゾール周期での凍結胚移植

複数できた受精卵を無駄にすることなく凍結しておきます

　これまでの体外受精では、とり出した卵子と精子を、体外で受精・培養し、その受精卵（胚）を同じ月経周期に子宮に戻していました。

　凍結胚移植とは、胚をいったん凍結して保存、別の月経周期にその胚を融解（解凍）して、子宮に戻す方法です。

　凍結胚移植には、大きく分けると、「自然排卵周期」「レトロゾール周期」と「HR（ホルモン補充）周期」という3つの方法があります。

自然排卵周期

排卵前に受診し、排卵日を確認して凍結胚を移植します。基本的に薬は使いません。

レトロゾール周期

月経3日目からレトロゾールを5日間使用します。排卵前に受診し、排卵日を確認して凍結胚を移植します。月経不順や黄体機能不全がある方が適用になります。

HR（ホルモン補充）周期

ホルモンをすべて薬でコントロールする周期です。決められたとおりの薬の使用が必要です。卵胞が育たず、排卵も起こりません。基礎体温は変動しませんので、測定する必要はありません。

凍結胚移植のメリット

- 体外受精で良好な胚が複数得られた場合、それらを無駄にせずに凍結保存することができます。
- 良好な着床環境の周期を選んで胚移植を行うことができます。

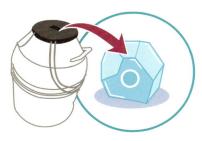

受精卵（胚）を凍結して凍結タンクで保存、採卵とは別の月経周期に子宮に戻します。

自然排卵周期の スケジュール

レトロゾール周期の スケジュール

月経3日目に来院し、採血検査後にレトロゾールを使用します。

---

step 1
月経13日目が目安

外来受診

診察日は、その人の月経周期によって異なります。排卵日までに受診することになりますが、月経周期が28日型の人であれば、13日目くらいが目安です。採血・内診をして、排卵日の確認をします。
※この日の結果によって、スプレキュアまたはブセレリンを使用することもあります。

排卵日▶

step 2
排卵日から
1.5〜2日後
(分割胚)

排卵日から
4.5〜5日後
(胚盤胞)

胚移植

胚移植日は、排卵のあと、分割胚移植の場合は1.5〜2日目、胚盤胞移植の場合は4.5〜5日目になります。胚移植日はホルモン値のチェックがあるため、1日予定をあけておきましょう。ホルモン値の結果を確認したあとに、胚移植を行います。
※ホルモン値によっては、移植が延期になる場合があります。延期になった場合、通常は次の周期の同じタイミングになるので、約1カ月後の移植予定になります。排卵日前の受診から再スタートになります。

3週5日

判定日

判定日には、採血（hCG・E_2・P_4のチェック）を行います。

5週

胎嚢(たいのう)の確認

超音波検査で胎嚢の確認をします。

7週

心拍の確認

超音波検査で胎児心拍の確認をします。

9週〜

経過良好なら卒業

診察後、紹介状を受けとり、卒業となります（内診と尿検査を行います）。

KLCメソッドの体外受精・凍結胚移植 -2
HR（ホルモン補充）周期での凍結胚移植

黄体機能のよくない人には
ホルモンの不足を補って
妊娠をめざします

HR周期はホルモン補充周期といい、薬によってホルモンをコントロールしたうえで、凍結胚を子宮に戻す周期のことをいいます。

KLCメソッドのHR周期の凍結胚移植には、右のような特長があります。

この治療は、不足するホルモンを補うことで子宮内膜の状態をよくして、着床の環境をととのえるために行うものです。そして、これらを管理するため、定期的な通院が必要になります。

HR周期では、ホルモンをコントロールしているので、卵胞は育たず、排卵も起こりません。そのため、基礎体温の測定はこの期間必要ありません。

治療の対象となるのは、月経不順・無月経・黄体機能不全などの場合です。

KLCメソッドのHR周期の 凍結胚移植の特長

1 女性ホルモンを投与することで、よい状態の子宮内膜をつくります。

2 凍結胚の着床に最適なホルモンの環境をととのえます。

3 KLCメソッドでは、薬の利用は最小限の投与量、最短の投与期間で、安定した妊娠状態に移行します。

黄体機能不全

「黄体」とは、卵巣で卵胞が排卵したあとに、それが変化してつくられるものです。黄体には体温を上昇させて妊娠を維持する役割もあるため、妊娠に必要なホルモンです。この黄体からのホルモン（プロゲステロン）の分泌が不十分な状態を「黄体機能不全」といいます。この状態になると、受精卵（胚）が子宮に着床しにくくなります。

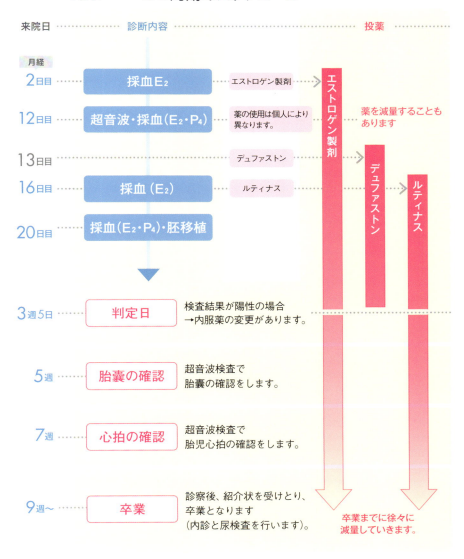

KLCメソッドの体外受精・凍結胚移植 －2

〈注意事項〉
- このHR周期のスケジュールは典型例であり、個人差があります。
- 来院日の変更はむずかしいので、事前にスケジュールの調整が必要です。
- ホルモン検査の結果を待って薬を投与する量・期間を決定する必要があるため、午前中の受診となります。
- このHR周期の治療は、排卵させずにホルモン剤を補充することで妊娠を継続させるものです。決められた通院日を必ず守ってください。また、使用する薬の量を勝手に変更しないでください。

HR周期に使用する薬の種類

● **エストラーナ、ジュリナ**
エストロゲン製剤

● **デュファストン**
黄体ホルモン剤

● **ルティナス腟錠、ルテウム腟用坐剤**
黄体ホルモン剤

Frozen embryo transfer 凍結胚移植 Q & A

 Q HR周期での凍結胚移植を予定しています。指定された日に受診できないのですが…

A HR周期の場合は、残念ながら来院日の変更はできません。指定日に受診できない場合、その周期の治療はキャンセルになることがあります。

Chapter 4

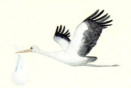

排卵誘発剤を制限する理由

**自然・低刺激周期での、
最小限の薬の使い方を紹介します**

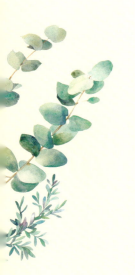

加藤レディスクリニックでは、
排卵誘発剤の使い方にも
独自の考えを持っています。
その薬の使い方と、
一般的な不妊治療で使われている
排卵誘発剤の弊害についてとり上げます。

排卵誘発剤・hCGの制限 -1
スプレキュア・ブセレリン点鼻薬で

採卵前のhCGは着床を妨げると考えKLCメソッドでは使いません

　hCGは、妊娠すると分泌されるホルモンの一種です。

　卵子を成熟させる効果があるため、不妊治療でも一般的にhCGの注射が使われています。卵巣刺激による体外受精では、採卵の三十数時間前、つまり採卵前々日の夜に、この注射を打ちます。

　しかし、実際に卵子を成熟させているのは体内で起こる「LHサージ」という現象です。hCGとLHサージは、作用がよく似ているため、代用して使われているのです。

　このhCGは、体に残留する期間が長いため、体が「妊娠した」と勘違いしてしまうおそれがあります。そうなると、受精卵が着床しづらくなるのではないかと考え、KLCメソッドではhCGを使用しません。

hCGとは

妊娠時に胎盤から分泌されるホルモン

- 血管を新生する
- 血管透過性を亢進する
- 子宮・卵管の蠕動を抑制する
- 黄体機能を持続・強化する
- 強力な排卵誘発作用

↓

妊娠の維持のためには非常に理にかなっている

↓

妊娠していないときには、月経周期が乱される

🔍 keyword　LHサージ

LH（黄体化ホルモン）は、下垂体から分泌される女性ホルモンの一つ。LHサージとは、急激で大量の黄体化ホルモン（LH）の放出のことをさす。排卵の直接的な引きがねとなり、LHサージから排卵までの時間は、40時間前後とされ、おおよそ42時間で排卵はほとんど終わる。

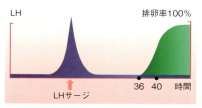

排卵が近づいてくると、ホルモンの働きによってLHサージが起こり、その後排卵します。不妊治療では、この短時間のホルモンの変化をつかむことが重要なのです。

自力排卵を促す

スプレキュア・ブセレリン点鼻薬を使って自分の力でLHサージを起こします

　KLCメソッドの体外受精では、hCGを使わないかわりに、卵胞（らんぽう）が十分成熟したら点鼻薬のGnRHアゴニスト（スプレキュア・ブセレリン）を使用して、自力で体の中からLHサージを起こします。

　GnRHアゴニストは、持続的に使用することによって、下垂体の働きを抑制し、FSH（卵胞刺激ホルモン）やLH（黄体化ホルモン）の分泌を抑える薬のことです。卵巣刺激による体外受精では、排卵をコントロールするために使用されています。

　KLCメソッドでは、排卵直前にLHサージを起こすために、GnRHアゴニストを短期間だけ使います。

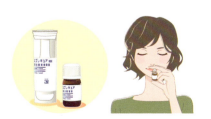

採卵前にhCGは使用せず、GnRHアゴニストを点鼻します。

hCGの副作用で起こるOHSSは激減しました

　hCGの使用は、卵巣過剰刺激症候群（OHSS）を引き起こす原因となります。

　卵巣過剰刺激症候群とは、排卵誘発剤によって排卵後に卵巣がはれて、おなかの中に水がたまるなどの重大な副作用をいいます。

　hCGに加えてゴナドトロピンを大量に投与すると、よりOHSSが起こりやすくなります。

　KLCメソッドでは、hCGを使用せず、GnRHアゴニスト点鼻薬を用いています。これによりOHSSの発生が激減しました。

🔍 keyword　ゴナドトロピンとは

排卵誘発剤の一種で、hMGやFSHの製剤があり、不妊治療に多く用いられる注射薬。多量に使用すると良好な卵子が得られない場合があると、加藤レディスクリニックでは考えている。参照▶p.84

排卵誘発剤・hCGの制限 -2
hCGが残す卵巣への影響について

hCGによって古い卵胞が生き残って次の周期に悪影響を与える

　排卵誘発剤であるhCGを投与する危険性は、卵巣過剰刺激症候群（OHSS）のような副作用だけではありません。

　卵巣では、月経開始後からいくつかの卵胞が成長を始め、その中の1つが成熟して排卵します。それ以外の卵胞は、通常は黄体になって消滅します。

　ところがhCGを投与すると、なくなるはずの小さな卵胞が、消えずに生き残ってしまうのです。そして、次の周期にそれが成長して、排卵に影響を及ぼしたり、月経周期を乱してしまうことがあるのです。

hCGが卵巣に及ぼす悪影響

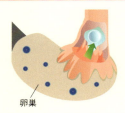

卵巣内の卵胞が成長。排卵して卵管采にとり込まれます。

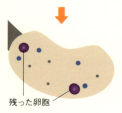

残った卵胞

通常ならば、とり込まれなかった卵胞は消滅します。しかし、hCGの影響で卵巣内に残ってしまいます。

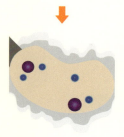

hCGが続けて投与されると、残った卵胞がどんどんたまっていきます。これが次の排卵に影響を及ぼしたり、月経周期を乱したりすることに。

hCGによる卵巣刺激が月経周期を乱します

　他院での不妊治療では、hCGが繰り返して投与されます。

　1周期目は問題ないものの、2周期目に入ると、前周期に卵巣に残った卵胞が不完全な黄体になってしまうなど、よくない影響があらわれてきます。

　そこに再度hCGを投与すると、さらに状態が悪化します。古い卵胞が先に育って排卵するため、良質な卵子が排卵されなくなってしまうのです。

　また、こうした卵巣の刺激方法は、月経周期を乱すことが多く、基礎体温は、長い低温期と短い高温期、そしてまた長い低温期……というぐあいに乱れ始め、きれいな2相性にはなりません。

　このような状況が続くことで、体外受精のために採卵しても、卵子が不良というケースが起こるのです。

hCGを投与する周期を繰り返したケースの基礎体温

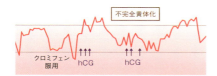

体温表は、長い低温期と短い高温期を繰り返し、きれいな2相性になりません。

乱れてしまった周期を自然な状態に戻すときはホルモン剤で治療

　複数の卵子を育てる他院の体外受精では、採卵する卵子の数をふやそうと、排卵誘発剤を使用して必要以上の卵巣刺激を行っています。

　また、乱れた周期をそのままにして治療を続けることもあります。

　KLCメソッドでは、乱れた月経周期に対しては、エストロゲン、プロゲステロン製剤を使用する「カウフマン療法」を行います。まず、周期をととのえて、本来の自然な状態に戻すように努力してから、体外受精を行います。

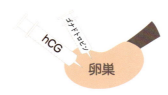

他院での不妊治療では、ゴナドトロピンやhCGの注射など、多くの薬が投与されています。

排卵誘発剤・hCGの制限 −3

良質な卵子の発育を
じゃまする「遺残卵胞」

　自然周期では、月経開始から複数の卵胞が大きくなり、その中の一つ「主席卵胞」が成長すると、ほかの卵胞は成長を止めます。排卵のきっかけとなるLHサージが起こって主席卵胞が排卵すると、残った卵胞は閉鎖卵胞となって消滅します。

　一方、排卵誘発剤のクロミフェンやゴナドトロピンを使った場合、複数の卵胞が中途半端なサイズに成長します。ここにhCG注射を打つと複数の卵子が排卵します。そして残った卵胞は、通常のように閉鎖するものと、閉鎖しないで不良卵胞となって次の周期に持ち越されるものに分かれます。この残った卵胞を「遺残卵胞」といいます。

　古い卵胞ほど早く育つので、次の周期では、遺残卵胞が新しい卵胞よりも先に成長しようとします。この状態でクロミフェンやゴナドトロピン、hCGを投与すると、古い卵子ばかりが排卵され、良好な卵子は排卵されにくくなります。ゴナドトロピンやhCGの投与を繰り返すことで悪循環に陥ってしまいます。

　また、遺残卵胞は中に水を含んだ嚢胞になり、それが変性することも。これが、不完全な黄体（LUF＝未破裂のままの黄体）となって卵巣に残ってしまうこともあるのです。

> 超音波画像で推測する
> 卵巣に残った卵胞

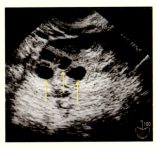

月経開始から3日目
卵巣内には、同じくらいの大きさの卵胞が複数見えます。

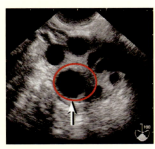

月経開始から8日目
他の卵胞よりも早く発育する卵胞が出てきました。これが前の周期に残った卵胞と考えられます。多くの医師は、急に大きくなった卵胞を見て「前の周期の卵胞（遺残卵胞）では？」と、やっと気づくのです。

hCGは1回の投与で長い期間体に残ってしまいます

　下のグラフは、血液中のLHとhCGの濃度を調べたものです。

　KLCメソッドでは、GnRHアゴニスト（点鼻薬）を使うことでLHサージを起こします。これは4時間から8時間でピークを迎え、急速に正常値に戻ります。

　一方、hCGは24時間経過しても、まだ体に残っています。妊娠して分泌されるはずのホルモンが、投与後、4日後、8日後、ときには12日後にも残っている場合があるのです。

　hCGは1回の投与で、このように長い期間、体の中に残ります。排卵誘発剤の使用方法をまちがえると、体にどれだけの負担をかけるか、想像がつくでしょう。

　ですから、KLCメソッドでは、不必要な排卵誘発剤、そしてhCGは使用しません。

hCGによって起こる見せかけの妊娠

　刺激周期の体外受精では、採卵の前にhCGの注射を打ち、さらに胚移植後にも「黄体機能を保つため」として、定期的にhCG注射を打つことがあります。

　hCGには黄体を刺激する作用があるので、注射を打てば確かに高温期が長くなります。また、このあと妊娠判定の検査をした場合、妊娠していないのに陽性判定が出ることがあります。

　妊娠で分泌されるhCGを投与しているのですから、妊娠反応が出るのは当然です。この場合、正確な評価がむずかしくなります。

hCGの影響

hCGが体内に残る量を示したグラフ（青いライン）。投与してから約12日も体に残ることがわかります。KLCメソッドの体外受精では、このような影響があるhCGは使用しません。

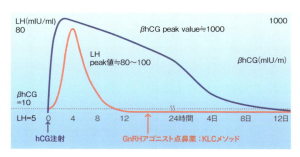

排卵誘発剤・ゴナドトロピンの制限
ゴナドトロピンが引き起こす排卵への影響

ゴナドトロピンを大量に長期間投与すると良好な卵子が採卵できなくなることが

　他院で行われている卵巣刺激による体外受精では、ゴナドトロピン製剤とよばれる排卵誘発剤（注射）が多く用いられています。複数の卵子を採卵するために、連日通院して、ゴナドトロピン注射を打つことになります。卵巣の反応をみながら、さらに投与量をふやすことも少なくありません。

　しかし、このように大量、そして長期的にゴナドトロピンを使用した場合、採卵をしても良好な卵子がとれないことがあるのです。

　hCGによって前周期の卵胞が残ってしまうのは前述のとおりです。この状態で、さらにゴナドトロピンを打つと、それに刺激されて古い卵胞が先に成長し、排卵されます。良好な卵子は排卵されずに残ってしまうという、悪循環を招くのです。その結果、月経周期も乱れます。

　体外受精でなければ子どもを授かることができないカップルにとって、良好な卵子が採卵できないというのは、自分たちの子どもを望めないという事態にもなりかねないのです。

　KLCメソッドでは、クロミフェンやレトロゾールなど、作用がマイルドな経口の排卵誘発剤を使用します。内服薬で卵胞発育が不十分な場合に限り、卵巣過剰刺激症候群（OHSS）などの副作用に注意しながら、必要最小限で注射のゴナドトロピン製剤を併用します。

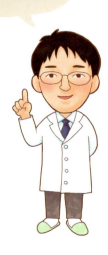

薬の投与は、その後に影響があります。十分注意してください

ゴナドトロピンの副作用で卵巣過剰刺激症候群を引き起こすこともあります

　ゴナドトロピンの投与によって起こる副作用の1つに、卵巣過剰刺激症候群（OHSS）があります。

　これは、排卵誘発剤・ゴナドトロピンによって卵巣が過剰に刺激された結果、卵巣がはれたり、腹水がたまったりするなどの症状が起こるものです。hCGとの組み合わせにより、さらに症状が悪化するケースがあり、症状が重い場合には腎不全や血栓症などの合併症を引き起こし、ときには非常に危険な状態になる場合もあります。

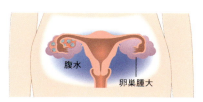

卵巣過剰刺激症候群（OHSS）の症状には、おなかが張る、吐き気がする、急に体重がふえる、尿量が少なくなるなどがあります。

初めて治療する40歳よりもゴナドトロピンを大量投与された35歳のほうが妊娠しにくい

　KLCメソッドでは、40歳前後で初めてお子さんが欲しくなったという、不妊治療経験のない女性の体外受精は、実は、さほどむずかしくないと考えています。

　それよりも、もっと若い女性、たとえば30代半ばであっても、過去にゴナドトロピンの使用回数が多い女性の体外受精のほうが妊娠がむずかしいと、多数の症状から考えられるからです。

　特に過去に、卵巣刺激による体外受精で「卵子の成長が悪い」と言われ、注射の量を連日300〜450単位以上にふやされた経験がある人は、要注意です。その後に、良好な卵子を採取するのがむずかしくなる可能性があると考えられます。

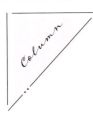

画像で見る受精卵

「卵がよかったから妊娠できた」「卵が悪かったので残念ながら……」
そんな言葉を耳にしたこともあるのでは？
卵とは、「卵子」であり「受精卵（胚）」のこと。
その状態を画像で見てみましょう。

よい卵子

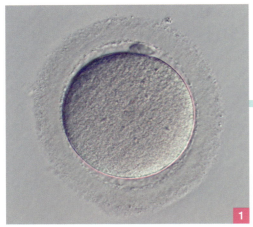

1

採卵して受精する前の卵子 卵子は球状で透明帯という膜に囲まれています。細胞質は微細で均一な構造に見えるのが良好な卵子です。透明帯と卵子のすき間（囲卵腔）にある第一極体で卵子の成熟ぐあいを判断します。

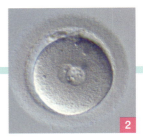

2

前核期卵 受精した卵子は第一極体の横に第二極体が見え、中央には前核（雌性前核、雄性前核）が見えます。前核はやがて消失して、卵子と精子の遺伝子は1つに融合します。

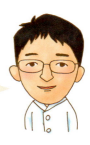

よい受精卵になるのは
もともとの卵子の質が重要です。
そして、培養技術も
少なからず影響します

よい受精卵（胚）

これらが、よい受精卵（胚）です。形がととのって、一つ一つの細胞（割球）のサイズも均一で分割スピードも安定しています。

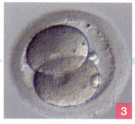

2分割胚
受精後1日目の細胞が2つに分割した状態です。

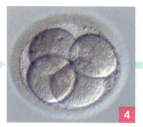

4分割胚
受精後2日目の細胞が4つに分割した状態です。

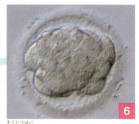

桑実胚（そうじつはい）
受精後4日目。分割した細胞同士が密着してかたまりを形成しています。この状態が桑の実に似ていることから桑実胚と呼ばれています。

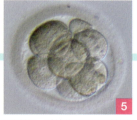

8分割胚　受精後3日目の受精卵です。分割がさらに進み、細胞が8つに分割した状態です。フラグメントはなく、それぞれの割球の大きさが均一になっています。

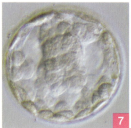

胚盤胞（はいばんほう）
受精後5日目、桑実胚の細胞内に少しずつ空洞（胞胚腔）が形成され、その空洞が拡張して胚盤胞となります。胚盤胞は成長とともに拡張を続け、透明帯を破って脱出（孵化（ふか））し、子宮内膜に着床します。
胚盤胞は内部細胞塊（ICM）と栄養外胚葉（TE）からできていて、内部細胞塊は、のちに赤ちゃんになる部分、栄養外胚葉は、のちに胎盤になる部分です。ICM、TEともに細胞の数が多く、輪郭が鮮明なものが良好といわれ、移植あたりの妊娠率は高くなります。

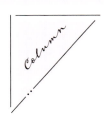

画像で見る受精卵
受精卵の「よい」「悪い」とは

　受精卵（胚）の状態は、全体の形や一つ一つの細胞（割球）の大きさが均一かどうか、また、分割スピードなどから判断します。体外受精で複数の胚が育った場合には、最も状態のよいものを選んで子宮に移植します。

　一般的に状態のよい受精卵は分割スピードが速く、割球の大きさがそろっていることから分割スピードが一定であると推測できます。

　よくない受精卵では、細胞の大きさにばらつきがあったり、フラグメントと呼ばれる細胞の断片が多く見られます。また、採卵から7日目になっても胚盤胞まで成長していないなど、分割スピードも遅いことが多いのです。

　よくない状態だからといって、まったく妊娠が望めないわけではありません。しかし、状態のよい受精卵を子宮に戻した場合にくらべると、やはり妊娠の可能性はかなり低いのが実情です。

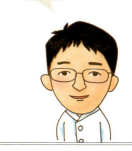

> なぜ、このような状態になるのでしょう？
> その要因の1つには過剰な排卵誘発剤の投与があると考えられます

　体外受精・顕微授精で、卵子と精子を受精させても、途中で成長が止まってしまうことは少なくありません。受精卵が胚盤胞まで成長する確率は約50％で、それは自然淘汰といえます。

　しかし、本当にそれだけでしょうか？ たび重なるhCGやゴナドトロピンの投与が、卵巣に影響を及ぼし、良質な卵子の育成を妨げているのかもしれません。

よくない受精卵（胚）

これらはよくない受精卵です。分割スピードが一定ではなく
細胞と細胞の間にフラグメントと呼ばれる細胞の断片が見られます。

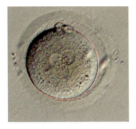

多前核受精卵　前核が3個以上ある場合、複数の精子による多精子受精、または卵子の異常による受精です。このような受精卵は赤ちゃんになることはありません。

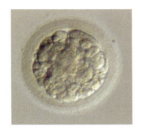

採卵後2日目の胚　フラグメントという細胞の断片化が胚全体に及び、妊娠可能な状態ではありません。

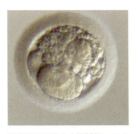

採卵後2日目の4分割胚　フラグメントが多く、細胞の大きさもふぞろいです。胚移植は可能ですが、よい状態とはいえません。

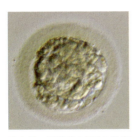

桑実胚　採卵後5日目の桑実胚。成長が遅く、フラグメントも多く見られます。こうしたことから胚盤胞への到達がむずかしいといえます。

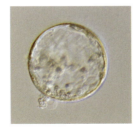

胚盤胞　採卵後7日目で胚盤胞に成長した胚。成長が遅く、内部細胞塊（ICM）、栄養外胚葉（TE）の細胞数が少なく、細胞形態も不鮮明。移植できますが、妊娠率は低く、妊娠しても流産の可能性が高いと考えられます。

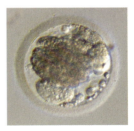

変性胚　採卵後7日目の胚。胚盤胞まで成長したものの、拡張することなく細胞が茶色に変色。成長が停止しました。

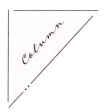

Column

安心して妊娠・出産を迎えるために…
女性の病気と妊娠

女性ならではの病気は、妊娠・出産に影響することもあります。
気になる方は、検査をしておきましょう。また、病気の経験のある方は、
受診のときにお知らせください。

子宮にできる良性の腫瘍
子宮筋腫

　子宮筋腫は、子宮にできる良性の腫瘍です。筋腫が発生した場所や大きさによっては、月経量が増加したり、受精卵の着床を妨げて不妊症の原因になったりすることがあります。

　妊娠後の流産・早産との関連もあるため、加藤レディスクリニックでは、子宮筋腫の状態によって適宜アドバイスを行っていきます。

> 子宮筋腫は30歳以上の女性の20〜30%にあるといわれる、珍しくない疾患です

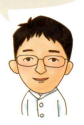

受精卵の着床に影響することも
子宮内膜ポリープ
（隆起性病変）

　子宮内膜ポリープは、子宮の内腔にできものがある状態です。

　ポリープがあっても妊娠することがあるため、そのまま放置してかまわないという意見もありますが、加藤レディスクリニックでは、処置をしてきれいになった子宮内膜に胚（受精卵）を移植すべきだと考えます。それは、これまで妊娠していないこと、そして体外受精で育った胚に対してベストを尽くすため、つまりできるだけいい環境の子宮に胚を戻す、という考えからです。

　ポリープの位置や大きさにより判断しますが、積極的に手術をおすすめしています。

1年に1回は検診を
子宮がん

　子宮がんには、子宮頸がんと子宮体がんの2種類があります。もしもがんが見つかった場合は、不妊治療を中止して、がん治療を優先する必要があります。

● 子宮頸がん

　子宮頸部（子宮の入り口部分）にできるがんです。ウイルスが原因で発生するタイプが多いため、最近では予防のためのワクチン接種が行われています。

　一般的な健康診断では、この子宮頸がん検診を行っています。加藤レディスクリニックでは、1年に1回のがん検診をおすすめしています。

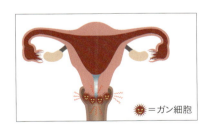

※ ＝ガン細胞

● 子宮体がん

　子宮の体部（奥のほう）にできるがんです。肥満や糖尿病、月経異常のある方に多いことが知られています。

不妊症と関連が強い病気
子宮内膜症

　子宮内膜症は、子宮内膜の組織が子宮以外の場所で増殖する病気です。原因は不明ですが、不妊症と関連が強い病気です。診断の確定には腹腔鏡検査などが必要ですが、卵巣に子宮内膜症が原因と考えられる卵巣嚢腫が見つかって、診断されることもあります。

　子宮内膜症になると、骨盤の中に癒着をつくったり、炎症物質が骨盤に蔓延することで妊娠しにくい状態になることがあります。

　月経のたびに徐々に悪化していくため、月経がある年齢での完治はむずかしく、女性のライフステージに応じた対応が求められます。

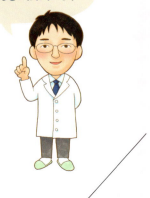

不妊患者さんの15〜25％に子宮内膜症があるといわれています

定期的なチェックを
卵巣腫瘍

卵巣にできる腫瘍で、良性から悪性まで、その種類は多岐にわたります。血液検査や超音波検査である程度の診断は可能ですが、手術して摘出するまで判断がつかないこともあります。

加藤レディスクリニックの画像診断は超音波検査のみであること、また不妊治療は行う期間が限られていることを考慮して、卵巣腫瘍がある方が加藤レディスクリニックで治療する際は、それと並行して、必ずかかりつけ医に定期的に腫瘍をみてもらうようにしています。

卵管がはれた状態
卵管水腫

卵管の閉塞(へいそく)・狭窄(きょうさく)によって卵管液が貯留し、卵管がはれている状態です。卵子と精子は卵管内で受精しますが、卵管水腫がある状態では、受精の場としては不適です。また、体外受精を行っても妊娠率は下がります。

卵管水腫が疑われる場合には、X線設備がある病院などでの精密検査をおすすめする場合があります。

1年に1回は検診を
乳がん

男性にはまれ（1%）で、女性特有の疾患とされています。原因の1つに女性ホルモンがあります。

不妊治療では、薬剤などの影響で女性ホルモンが通常より高いレベルで存在することになり、乳がんの発生リスクを上げる可能性があります。加藤レディスクリニックで通常行っている治療では、卵胞の数はさほど多くないため、妊娠中に胎盤から自然に産出される女性ホルモン濃度を超えることはありません。

とはいえ、不妊治療中に女性ホルモン剤の内服が必要となることもあるため、1年に1回は乳がん検診を受けてください。もしも乳がんが見つかったら、その治療を優先します。

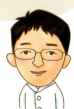

生涯を通して、女性の約10人に1人は乳がんにかかるといわれています

Chapter 5

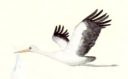

ステップアップ治療は本当に必要?

タイミング指導や人工授精の考え方、ピックアップ障害を疑う理由について

加藤レディスクリニックでは、一般的に行われている
「ステップアップ治療」は必要ないと考えています。
その理由について、説明します。
あなたの治療について、ぜひふり返ってみてください。

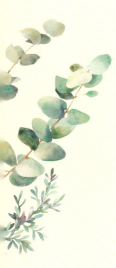

第1段階「タイミング指導」に対する疑問
タイミング指導は必要なのか

タイミング法とは妊娠しやすい排卵日を予測して性交すること

　KLCメソッドでは、多くの不妊治療施設で行われている「ステップアップ治療」には疑問を持っています。

　ステップアップ治療とは、「タイミング指導」を数周期行い、それで妊娠しなければ「人工授精」を、それでもできなければ「体外受精・顕微授精」と、治療の段階を徐々に上げていくという考え方です。まず、「タイミング指導」への疑問から説明します。

　タイミング法とは、女性が最も妊娠しやすい排卵の時期を予測してセックスをすることです。自分で行う場合には、基礎体温表や尿をチェックする検査薬などを使って排卵日を推測します。

　病院でのタイミング法は、超音波で卵胞(ほう)の大きさをチェックして排卵日を予測し、性交渉を持つように指導します。

すでにタイミングをはかっているならさらに合わせる必要はない

　最近は、基礎体温表や検査薬を使って自分でタイミングをはかる人が少なくありません。月経周期が一定なら、排卵日のずれは1～3日程度、精子は女性の体内で数日間生きるので、排卵日の数日前から何回か性交渉を持てば、タイミングは合っているはず。

　一方、月経周期が不規則で排卵日がつかめないときなどには、タイミング指導は意味があります。

　これまでタイミングをはかっているにもかかわらず妊娠しないカップルに対して、さらにタイミング指導を繰り返すのは、あまり意味がないと考えます。タイミングがほぼ合っていれば、すでに妊娠しているはずで、そうでないのは妊娠を妨げるなんらかの原因があると考えるのが自然です。タイミング法を繰り返すのは貴重な時間のロスにもなりかねません。

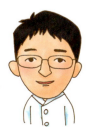

自然妊娠が可能なカップルは、自己タイミングですでに妊娠しているはず。妊娠しないのは何か問題があると考えるのが自然です

排卵時期にふえる頸管粘液でタイミングは予測できます

　女性は、排卵の3〜4日前から頸管粘液がふえてきます。月経周期が正しい女性であれば、自分で頸管粘液の増加を感じとることができるでしょう。

　通常、排卵日から月経まで14日かかります。たとえば、排卵の周期が28日の人なら「28日−14日−3日」、つまり月経開始11日目くらいから、粘りの強い透明なおりものがふえてきます。その時点でセックスをすると、妊娠する可能性が高いわけです。

　卵管が通っていて、精子に問題がなければ、自分たちでタイミングをはかる程度で、数周期のうちに妊娠できるはずなのです。

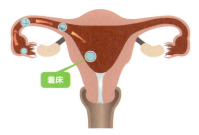

頸管粘液がふえる時期にセックスをすると、射精された精子は能力を保ちながら子宮から卵管へと進みます。卵管の先で、排卵した卵子と受精。受精卵となって卵管を戻り、子宮に到達して着床します。これが妊娠です。

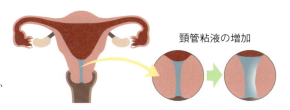

排卵周期日数 − 14日 − 3日

排卵周期が28日の場合、月経開始11日目くらいから頸管粘液がふえて、妊娠しやすい時期になります。

第2段階「人工授精」に対する疑問
精子を子宮に入れるだけでは、妊娠

精液の雑菌が女性の卵管にダメージを与えることも

　人工授精（AIH）は「配偶者間人工授精」といい、マスターベーションで採取した男性の精子を、女性の子宮の中に直接注入する方法です。タイミング法で妊娠しない場合に次の段階で行われる治療法です。

　精液を顕微鏡で拡大して観察すると、たくさんの雑菌がただよっていることがわかります。人工授精用に採取した精液は、洗浄・濃縮し、運動良好な精子を集めますが、洗浄するときにはアイソレート液などを用いて処理します。しかし、いかに洗浄しても、完全に除菌はできません。そのため、子宮の先にある卵管に感染を与える可能性が否定できません。一方、セックスによって腟内に射精された精子は、頸管粘液をくぐりぬけ、子宮内に到達する間に自然な状態でほぼ除菌されます。

ヒューナーテストが結果良好なら人工授精は無意味

　排卵時期にセックスをし、その後女性の頸管粘液を少量採取して、腟内に射精された精子が子宮内に入っているかを調べるのがヒューナーテストです。ヒューナーテストの結果が良好であるにもかかわらず、妊娠しないのであれば、ピックアップ障害のため「卵子と精子が出会えていない」可能性があると考えます。

　ヒューナーテストの結果が不良の場合のみ、子宮内に精子を送り込む人工授精が一定程度有効と考えられます。

　ピックアップ障害では、人工授精ではなく、卵子と精子を確実に出会わせる体外受精が必要な治療となります。

　人工授精を行うために採取し、人工的に洗浄された精子は、頭部にあるアクロソーム（先体）と呼ばれる部分が変化し、受精準備が完了してしまいます。

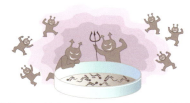

精液には、雑菌が含まれています。人工授精では、これを洗浄しますが、完全ではありません。

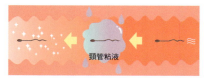

射精により子宮へと前進する精子は、頸管粘液の中を通ることで、除菌されます。

の確率は低い

人工授精では精子の受精能力が低下します

　人工授精では精子の受精能力が低下するため、その能力が長くもちません。ちなみに、通常のセックスで射精された精子には、数日の受精能力があります。

　精子の受精能力時間が短いため、人工授精を行うときは、正確な排卵のタイミングを把握しなくてはなりません。そのためには、血液中のホルモン測定や卵胞チェックをしっかり行う必要があります。

　そうでなければ、排卵された卵子と精子が、タイミングよく出会うことができず、その先の受精、着床にも至らないわけです。

■ 精子の構造

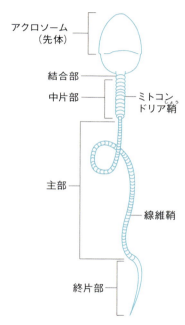

人工授精のために洗浄された精子は、アクロソーム（先体）が変化し、受精能力が低下します。

人工授精をするなら正確に排卵時期をつかむ必要があるのです

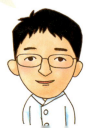

🔍 keyword　人工授精（AIH）

マスターベーションで採取した精液を洗浄・濃縮し、運動良好な精子を集めて、排卵時期の女性の子宮内に挿入する方法。

検査で調べることができないピックアップ障害 -1
ピックアップ障害を疑う理由

ピックアップ機能が どうなっているか 調べることはできません

　不妊の原因を探るには、超音波検査や血液検査、精液検査や子宮卵管造影検査など、さまざまな検査を行います。どの検査をしても「異常なし」という結果が出ると、原因不明不妊とされます。「異常がないのに妊娠しない」といっても、「原因がない」のではありません。「現在の医学では原因が発見できない」のです。そして、発見できない原因の１つと考えられるのが「ピックアップ障害」です。

　ピックアップとは、卵巣から排卵された卵子を、卵管の先端にある卵管采が吸い込むシステムをいいます。卵管采は、卵巣の中の主席卵胞が成熟するのを排卵前に感知し、排卵時にその部分をおおい込んで、卵子をキャッチすると考えられます。

　この機能がうまく働いていないのが「ピックアップ障害」です。

　この機能がどうなっているか、現在のところ検査で調べることはできません。原因不明不妊の多くは、この障害により妊娠できないと考えられます。

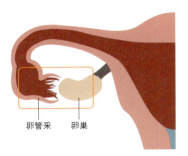

卵管采　卵巣

卵管の先にある卵管采が、卵巣から飛び出た卵子(排卵)をキャッチすることを「ピックアップ」といいます。これがうまくいかないのが「ピックアップ障害」です。卵子が卵管采から卵管にとり込まれないと、卵子と精子は出会うことができません。

🔍keyword　卵管采

卵管の先端部にあるイソギンチャクのような形状の部分。排卵された卵子をキャッチして、卵管に送る。卵管采に癒着が起きると、卵子を卵管内にとり込むことができず、不妊の原因となる。

🔍keyword　主席卵胞

卵巣では、排卵に向けて、いくつかの卵胞が大きくなる。そのうちいちばん早く育って大きくなった、排卵する準備ができた卵胞のこと。

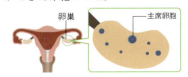

卵巣　　主席卵胞

Chapter 5

> ピックアップ機能

検査で調べることのできない「ピックアップ機能」。原因不明不妊の多くは、ここに問題があると考えられます。

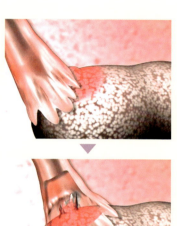

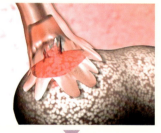

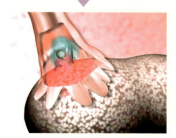

Good! 排卵した卵子が卵管采にとり込まれました。このあと、卵管膨大部で待つ精子と受精します。

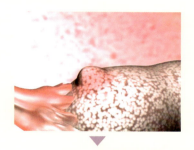

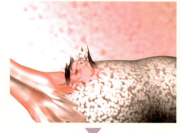

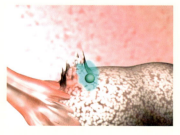

NG! 排卵した卵子を卵管采がキャッチできませんでした。これでは卵子と精子が出会えません。

99

検査で調べることができないピックアップ障害 -2
ピックアップ障害に ステップアップ治療は無意味

クラミジア感染症や 癒着などによって、卵管の 機能がそこなわれます

　毎月、卵巣の中でつくられる主席卵胞が排卵しますが、その周期に卵巣のどこの部分から排出されるかは特定できません。主席卵胞が出てくる位置にねらいを定め、確実にキャッチしに行くシステムがピックアップ機能です。

　加藤レディスクリニックでは、原因の特定できない原因不明不妊のほとんどは、このピックアップ機能がうまく作動していないのだと予測しています。

　このピックアップ機能がそこなわれる原因としては、クラミジア感染症、骨盤腹膜炎、開腹手術後の炎症や子宮内膜症による卵管采の癒着などが考えられます。

　卵管采の形状の異常が、見た目でわかるほど重度であれば、腹腔鏡検査で確認することができます。しかし、見た目に異常がなくても、その機能が正常に働いているかどうかは、確かめようがありません。現在の医学では調べることはできないので、これが原因の一つと考えられるのです。

ピックアップ機能を たとえると…

　野球で、飛んできたボールをキャッチしに行くのを想像してみてください。

　ボールが来る場所は、毎回同じではありません。ボールの高さやスピード、風向きなどにより違うものです。そのときの状況に応じて、調整しながらキャッチしに行きます。

　卵管采のピックアップ機能も、それと同じです。その周期に卵巣のどこから卵子が出てくるかを見つけ、排卵に合わせて移動していると考えられます。

機能に問題があれば卵子と精子は出会うことができません

　原因不明不妊の多くがピックアップ障害だと考える理由を説明します。

　妊娠に必要な5つのポイントは、（1）「精子が子宮にたどり着いているか」、（2）「卵管が通っているか」、（3）「排卵・ピックアップできたか」、（4）「受精したか」、（5）「着床したか」です。

　（1）はヒューナーテストで確認できます。（2）は子宮卵管造影検査や腹腔鏡検査で調べることができます。（4）は検査はありませんが、体外受精で明らかになります。（5）は血液検査でわかります。また、着床障害の確率は低いため、不妊原因だとは断定できません。

　検査ができず、正常に機能しているかどうかがわからないのが、「ピックアップ機能」なのです。

　これらから、原因不明不妊の場合、ピックアップ機能になんらかの原因で障害があり、卵子と精子が出会えていない可能性が非常に高いといえます。

　こうしたケースでは、体外受精が有効な治療となるのです。

ピックアップ障害が不妊原因だとすると…

タイミング指導を行う意味
卵管まで精子が自分の力でたどり着いても、卵子が卵管にいないので、出会うことができません。

人工授精を行う意味
人の手で子宮に精子を入れても、卵子がとり込まれていないので出会うことができません。

ピックアップ障害が不妊の原因だとすると、タイミング指導も人工授精も、意味がありません。

> ステップアップ治療をしているうちに、貴重な時間を費やしてしまうことに！

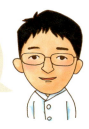

原因不明不妊の多くがピックアップ障害と考えられます。ステップアップをしても意味がないのです

column

保険診療と自費診療

日本の「国民皆保険制度」では、
国民が国民健康保険や健康保険組合などの
公的医療保険に加入することが法律で決められていて、
この保険制度の対象となる治療や検査が「保険診療」です。

＊

保険診療の体外受精では、
1周期に受けられる血液検査、超音波検査の回数や、
使える薬剤の種類や使用量も決められています。

＊

一方、保険が適用されない治療が「自費診療」（自由診療）で、
治療内容に制約はありません。

＊

保険診療と自費診療を併用する「混合診療」は、
原則として認められていないため、
診療内容に一部でも自費診療が入ると、
本来なら保険が適用される検査や治療でも、
全額が自己負担になってしまいます。

Chapter 6

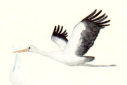

男性不妊の治療

**男性の検査はどんなものがあるか、
男性側に原因がある場合の治療法について解説**

精液検査で調べる内容や、
体外受精・顕微授精の方法と実績、
また、無精子症の治療法について、
くわしくとり上げています。

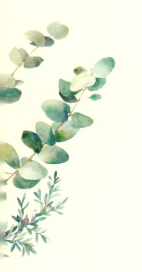
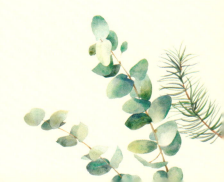

精液検査でわかること
精液検査の基準の数値

さまざまな研究が進み
妊娠が困難だったケースでも
可能性が広がっています

　不妊治療において、女性の検査と同じく、男性の精液検査は欠かせないものです。精液検査では、精子の数や運動率などを知ることができます。

　精液検査の結果（所見）は、一般的にはWHO（世界保健機関）基準が参考にされています。

　検査はクリニック内の個室でマスターベーションによって精液を採取するか、自宅で専用容器にとる、のいずれかを選択します。その場合、射精から2時間以内に持参するのが目安です。

　射精した精液中に精子が見られない「無精子症」と診断された場合、以前であれば妊娠はむずかしかったのですが、研究が進み、精巣内に1つでも精子が見つかれば、顕微授精によって卵子に精子を注入し、受精させることができるようになりました。

　これまで子どもを授かるのが非常にむずかしかったケースでも、不妊治療のさまざまな技術の進歩により、妊娠の可能性が広がっています。

一度の検査では
正確に判定できません
再検査しましょう

　精液検査をして、もしも結果がよくないと、男性としてはショックを受けがちなもの。しかし、一度の検査だけでは、正確な判断はできません。ぜひもう一度検査を受けましょう。

　医師には、何か異常を見つけようとする習性があるものです。たとえば、1回だけみた精子の数や運動率が正常値以下だと、「精子に問題がありますね」と患者に言います。その言葉を信じた患者は、「原因は精子だ」と思い込んでしまいがちです。

　しかし、精子は悪条件のもとに放置されると、運動率が極端に低下します。精液検査を外部の検査機関に委託していたり、精液採取から検査までに時間が経過したりすることで、思わぬ悪い結果が戻ってくるものです。

精液検査の基準値(WHOガイドライン)

精液量	1.4 ml(1.3〜1.5)
精子濃度	16×10^6/ml(15〜18)
総精子数	39×10^6/ml(35〜40)
前進運動率	30%(29〜31)
運動率	42%(40〜43)
正常形態率	4%(3.9〜4.0)
精子生存率	54%(50〜56)

※WHO(世界保健機関)は、精液検査のための基準値を定めています。 (2021年改訂)
※12カ月以内にパートナーが妊娠に至った集団の最低限界を示す。カッコ内は95%信頼区間。

精液所見の分類

正常精液	基準値をすべて満たす
乏精子症	総精子濃度が基準値以下
精子無力症	運動率のみが基準値以下
奇形精子症	正常形態率が基準値以下
乏精子-精子無力-奇形精子症(OAT)	精子濃度、運動率、正常形態率のすべてが基準値以下
cryptozoospermia	遠心処理などで、初めて精子がごくわずか見つかる
無精子症	精液中に完全に精子が存在しない
無精液症	精液が射出されない

正常形態基準

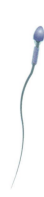

頭部	形態	卵形
	先体	頭部の40〜70%
	長径(L)	4.0〜5.0μm
	短径(W)	2.5〜3.5μm
	W/L	0.57〜0.67
中片部	長さ	1.5×頭部長径
	幅	<1μm、細く軸上で頭部に接着
尾部	長さ	〜45μm 中片部より細い、真直、均一

男性の体のメカニズム
射精のしくみと不妊の原因

精子の製造過程や射精までのルートに問題があることが

　精子は精巣でつくられ、精巣上体に蓄えられます。さらに精管を通って、精嚢（せいのう）の分泌液とまざり、尿道から射精されます。

　精子がつくられる過程にトラブルがあると、精液検査で「精子の数が少ない」「運動率が悪い」といった問題に。また、射精するまでのルートが閉塞（へいそく）していたら「射出精液中に精子が見つからない」ということに。

　多くは自覚症状がないので、早めに検査を受けることが大事です。男性が検査を先延ばしにする間にも女性は年齢を重ね、妊娠しにくくなるおそれがあるのです。

射精のしくみ

成熟した精子は精巣上体に貯蔵され、性的刺激があると精子が押し出されて精管膨大部（ぼうだいぶ）へと移動します。最後に精嚢や前立腺からの分泌物とともに射精されます。

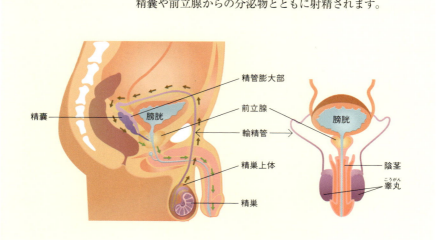

Chapter 6

男性側の不妊原因

男性側の不妊原因の90％以上が精子をつくる機能に障害がある造精機能障害です。そのうちの約半分は原因が特定できるものの、残りの半分は原因がわからないのが現状です。

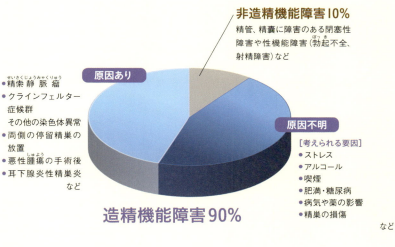

非造精機能障害10%
精管、精嚢に障害のある閉塞性障害や性機能障害（勃起不全、射精障害）など

原因あり
- 精索静脈瘤
- クラインフェルター症候群
  その他の染色体異常
- 両側の停留精巣の放置
- 悪性腫瘍の手術後
- 耳下腺炎性精巣炎
  など

原因不明
[考えられる要因]
- ストレス
- アルコール
- 喫煙
- 肥満・糖尿病
- 病気や薬の影響
- 精巣の損傷
  など

造精機能障害90%

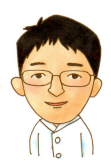

当院には男性不妊専門外来もありますので、まずは検査を受けていただくことをおすすめします。

原因をさぐり、治療法を見きわめる
男性側の検査と治療

射精がうまくいかないときには治療薬の利用を提案します

男性の気持ちは、とても繊細です。「明日が検査」と言われただけで、うまく射精できないことも珍しくありません。

そうした場合には、バイアグラなどの勃起不全治療薬をおすすめします。もちろん、医師に相談のうえ使用してください。

また、自己注入法といって、マスターベーションで採取した精液を、女性の腟に入れて、自然妊娠をめざす方法もあります。

さまざまな方法があるので、医師に相談してください。あきらめることなく、自信を持ってがんばりましょう。

睾丸の能力は触診と血液検査で調べます

睾丸の能力を調べる検査は、おもに実際に医師が手でさわって観察する触診と、血液検査があります。

触診により、睾丸の容量と周囲組織の状況の確認をします。また、血液検査ではFSHの値を測定します。この値により、精巣が機能しているかどうかがわかります。

FSHとは、下垂体ホルモンの一種で、女性の卵胞刺激ホルモンの場合は卵胞発育を促進させ、男性の場合は精子を生産するように働きます。FSH値が上昇しているほど機能が悪く、睾丸に問題があるといえます。

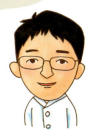

治療法はいろいろあります。いっしょにとり組んでいきましょう

精液検査で精子に問題が見つかれば顕微授精を

精液検査の結果、精子の数が少ない「乏精子症」や、精子の動きが悪い「精子無力症」、奇形精子が多い「奇形精子症」などが見つかることがあります。これらの治療法として、顕微授精があります。

そして、何度か検査を繰り返しても、精液中に精子が1個も見つからない場合は「無精子症」と診断されます。

診断にあたっては、以下のように、くわしく検査を行います。

無精子症・乏精子症の診察

無精子症や乏精子症が疑われる場合は、くわしく診察を行います。

● 男性外生殖器の視診、触診
ヘルニア手術痕－誤結紮（ごけっさつ）

● 外生殖器の触診のポイント
睾丸……大小、軟硬
精巣上体……欠損、硬結
精管……欠損、太さ
精索……静脈瘤の有無

● 血中FSHと病因の関係（血液検査）
8mIU/ml未満…輸精路通過障害
8〜10mIU/ml未満…要睾丸生検
10mIU/ml以上…睾丸不全
　　　　　　あるいは造精障害

● 超音波（断層）検査
精索静脈瘤

無精子症の治療法 -1　精子の成り立ち

無精子症には2つのタイプ

精子をつくる機能の問題か
精子の通り道の問題か
いずれも手術が可能です

　精液検査を繰り返しても、残念ながら、精液中から精子を確保できないケースがあります。つまり精液中に精子が存在しないのです。これを「無精子症」といい、男性側の不妊原因の一つです。

　無精子症の原因は、大きく2つに分かれます。

　1つは、精巣（睾丸）の精子を生成する機能に問題がある場合で、非閉塞性無精子症といいます。もう1つは、精巣と尿道をつなぐパイプ部分（精路）に問題がある場合で、閉塞性無精子症といいます。

　いずれも精子が存在する可能性があることから、精巣から精子をとり出す手術を行い、そこに精子が見つかれば顕微授精を行います。

精子は精巣でつくられ
精細管を通って射精されます。
そのしくみとトラブルの関係

　右ページの図は、精子がつくられる様子を示したものです。

　精子のもとである精祖細胞は、精巣の中にある精細管という細い管の中でつくられます。これが増殖して、第一精母細胞に分化、さらに円形精子細胞に分裂して、精子になります。

　精子は、このように複雑に形態を変化させています。この過程で、精巣機能に問題が起こるのが非閉塞性無精子症です。

　精巣で形成された精子は、精細管を通って精巣上体に移動し、さらに成熟します。そして、輸精管を通って、射精によって体外へと排出されます。

　この精巣から射精までの道のりを「精路」と呼びます。この精路に問題があって起こるのが閉塞性無精子症です。

　それぞれの治療法については、112〜113ページで紹介します。

Chapter 6

精子ができるまで

健康な男性であれば、通常は毎日数億もの精子が新たにつくられています。精巣内には精細管という長さが70〜80cmにも及ぶ、細い管が数千本も詰まっています。この精細管の内壁には、精子のもとになる精祖細胞が並んでいて、2カ月かけて内側へと移動しながら、成熟した精子になっていきます。

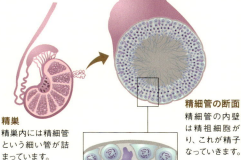

精巣
精巣内には精細管という細い管が詰まっています。

精細管の断面
精細管の内壁には精祖細胞があり、これが精子になっていきます。

精子の生成
精祖細胞は2カ月かけて精子へと成熟。毎日数億もの精子がつくられています。

無精子症の原因

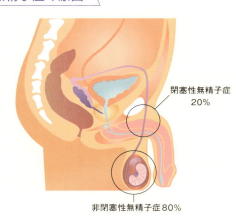

閉塞性無精子症 20%

非閉塞性無精子症 80%

　非閉塞性無精子症は、精巣の精子を形成する機能が失われることによって起こります。多くは先天的ですが、化学療法や放射線治療、精巣炎、また外傷が原因になることも。
　一方、閉塞性無精子症は、精子の通り道である精細管や輸精管がなんらかの原因で詰まることによって起こります。輸精管の閉塞による原因としては、子どものころの鼠径(そけい)ヘルニア手術によるものや先天性精管形成不全などがあります。

無精子症の治療法-2　MESAとTESE
手術で精子を採取する治療

閉塞性無精子症の治療（MESA・TESE）

精子の通り道に
トラブルが起きたもの

　精巣でつくられた精子は、最終的に射出されますが、精子の通り道である、精細管・輸精管がなんらかの原因で詰まっていると、体外に出てくることができません。この状態を「閉塞性無精子症」といい、無精子症の約20％を占めるといわれています。

　輸精管の閉塞の場合、精巣上体や精巣内に精子が存在する可能性があります。それぞれ精巣上体精子採取術（MESA）、精巣内精子採取術（TESE）という手術で精子を体外にとり出すことで、顕微授精による妊娠が期待できます。

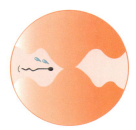

精子の通り道が閉塞しているため、射精しても精子は排出されません。

精巣上体精子採取術（MESA）の術式
(MESA:MicroEpididymal Sperm Aspiration)

局所麻酔をしたのち、精巣上体に直接、注射針を刺して、内容物を吸収します。その中に精子があるかどうかを確認します。

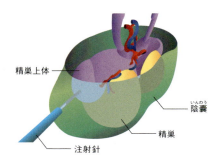

非閉塞性無精子症の治療(TESE・MD-TESE)

精巣をつくる機能にトラブルが起きたもの

　精子をつくり出すという、精巣の生殖細胞が本来持っている機能が、先天的、または後天的な原因によって失われたことで起こります。この非閉塞性無精子症は、無精子症の約80％を占めるといわれています。

　非閉塞性無精子症の多くは先天的ですが、化学療法や放射線療法、精巣炎、外傷が原因で起こることもあります。

　非閉塞性無精子症の一部の症例でも、精巣内に精子が見つかることがあります。手術によって精子が採取できれば、顕微授精を行うことができます。

精子の通り道は問題ないものの精巣本来の機能の障害で、精子がうまくつくられません。

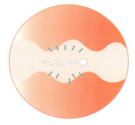

当院では、MESAやTESEが必要な患者さんには、提携している大学病院を紹介しています。

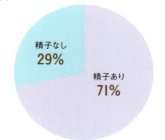

精子なし 29%
精子あり 71%

2021年6月〜2023年3月

精巣内精子採取術(TESE)の術式
(TESE: Testicular Sperm Extraction)

1 陰嚢皮膚の切開

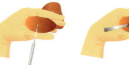
2 精巣白膜の露出

3 精巣白膜の切開

4 精巣組織の採取

5 精巣白膜の縫合

6 固有鞘膜（しょうまく）と総鞘膜の縫合後、皮膚の縫合

精子の状態でどちらかを選択
「体外受精」か「顕微授精」か

体外受精の目的は卵子と精子を出会わせること

　体外受精とは、採卵によってとり出された卵子と十分な数の精子をシャーレ内でいっしょにし、受精させる方法です。卵子と精子に特に問題がない場合には、この方法で受精を試みます。ただし、十分な精子数が確保できない場合には、顕微授精を実施します。

顕微授精は卵子に直接、精子を注入します

　顕微授精は、体外受精の一種で、1個の卵子に対して顕微鏡下で選別した1個の精子を直接注入することで受精を促す技術のことです。
　この方法は、男性の精子の質や量が低下している場合や、精子が正常であっても、不妊症の原因が卵子の質にあるなどの受精がなかなかうまくいかない場合に用いられます。

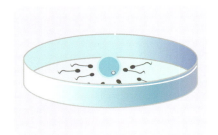

採取した卵子の周りに精子を振りかける体外受精。

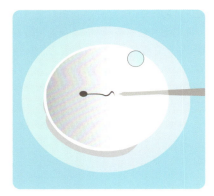

卵子に1個の精子を注入する顕微授精。

精子は事前に採取し凍結保存することも可能

体外受精、顕微授精は女性の採卵と同じ日に行います。そのため採卵当日はカップルでの受診が必要になりますが、男性側の来院がむずかしい場合は、事前に精子を凍結保存しておくことが可能です。

精子は、時間の経過とともに運動能力と性質が低下します。

そこで新鮮な精子を事前に凍結保存しておき、女性の採卵日に合わせて融解（解凍）して顕微授精を行うことができます。

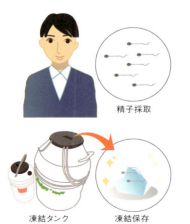

精子はあらかじめ採取して、凍結保存することができます。

PIEZO-ICSI（ピエゾ　イクシー）

従来の顕微授精（ICSI）は、先端がとがったインジェクションピペットを使って卵子に精子を注入していました。この方法では、卵細胞膜を破るときに卵子に物理的な圧力がかかり、卵細胞質を吸引する必要があるため、卵子にストレスを与えてしまう可能性があります。

PIEZO-ICSIは、先端が平らなインジェクションピペットに、微細な振動を加えることで卵子の透明帯に穴をあけ、卵細胞質を吸引せずに卵細胞膜を破って精子を注入する方法です。

つまり、従来の方法とくらべて卵子に与えるストレスが少なく、卵子の生存率が高くなることが報告されています。特に卵子が脆弱である場合や通常の顕微授精で成績がよくない場合に有効だと考えられています。

体外受精・顕微授精のKLCメソッド
卵子と精子をていねいに扱う

受精方法を選ぶことで
受精率がアップしています

　不妊症の原因の1つに、体外受精で卵子と精子を出会わせたにもかかわらず、うまく受精しないことがあります。この原因は男性側（精子）の問題だけとは限りません。

　KLCでは、卵子と精子のそれぞれの状態により最適な受精方法を選択することで、高い受精率を維持しています。

正確な成熟判定により
受精と発育をサポート

　採り出した卵子は、すべて受精するわけではありません。卵子には成熟卵子と未成熟卵子があり、未成熟な卵子に精子が入ってしまうと、正常に発育することができません。

　通常、極体と呼ばれる小さな細胞があれば成熟している卵子と判断されます。しかし、採卵された卵子は、顆粒膜細胞と呼ばれる細胞に包まれているため、極体があるかどうかはそのままでは見分けることができません。

　そのため当院では、採卵直後に卵子を200倍以上の倍率で観察し、極体の有無を確認します。こうすることで卵子の成熟度を正確に判定しています。これにより、未成熟卵子に体外受精をしてしまうことを避け、それぞれの卵子に最適な方法を選択して、受精率の向上や受精卵の発育をサポートしています。

採り出した卵子

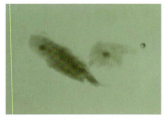

顆粒膜細胞のかたまりの中の、小さくて黒く丸いものが卵子です（観察倍率10倍）」

成熟卵子

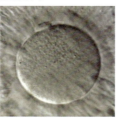

極体と呼ばれる小さな細胞が見えます。（観察倍率200倍）」

未成熟卵子

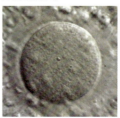

極体が見えません。

PVPを使用しない安全な顕微授精

顕微授精は細いガラス針を使って1個の精子を卵子内に注入し、卵子と精子を受精させる技術です。

一般的な顕微授精では、精子の動きを遅くして顕微授精時の操作性を容易にするために、精子の培養液中に粘性の高い添加物であるPVP(ポリビニルピロリドン)を含む溶液を添加して精子の動きを遅くすることが行われます。

しかし、精子を卵子に注入する際にこのPVPが微量に混入することは避けられません。

このPVPは本来卵子内に存在しないものであり、受精卵の発育が悪くなるともいわれています。

当院では、PVPを使用しないため、精子の動きを制限しません。本来の動きをしている良好な精子を選別し、いい状態の卵子にいい状態に対するリスクを最小限に抑える、安全な顕微授精を行っています。

顕微授精の手順

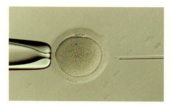

第一極体を上にして、右中央から針を刺します。

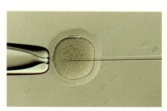

針の先端は、卵子中央で止めます。精子を注入します。

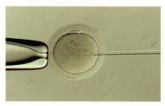

ゆっくりとやさしくピペットを抜きます。

年間約2400人の赤ちゃんが誕生
顕微授精の治療成績

顕微授精によってたくさんの子どもが生まれています

　加藤レディスクリニックでの顕微授精（ICSI）の成績を紹介します。
　2021年のデータをまとめると、右のようになります。
　この1年間だけでも、6664人が顕微授精の治療を受け、胚移植をした周期は8000周期に及びます。そして、顕微授精によって、2427人もの赤ちゃんが誕生しました。
　加藤レディスクリニックの顕微授精の実績は患者総数、胚移植周期数、出生児数のすべてにおいて年々増加しています。

加藤レディスクリニックの顕微授精の成績（2021年）

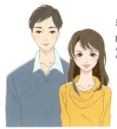

患者総数：**6664**人
ICSI施行卵子数：**2万8262**個

受精率：**83.0**％
胚移植周期数：**8375**周期

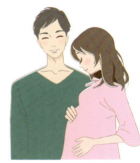

妊娠周期：**3222**周期
移植あたり妊娠率：**38.5**％

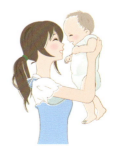

出生児数：**2427**人

microinsemination
顕微授精 Q&A

Q 顕微授精をすると卵子に傷がつかないのでしょうか？

A 卵子の細胞質に直接、細いガラス針を刺して精子を注入するので、人工的にごく小さな穴をあけることになります。

しかし、使用する針は7μmと非常に小さいため、その穴はすぐに修復されます。

Q 顕微授精をするかどうかは、どのように決めるのですか？

A 顕微授精が必要かどうかは、採卵当日の精子と卵子の状態を考慮して決定します。また、すでに体外受精を行っている場合は、そのときの受精状況も判断材料にします。

不必要な顕微授精はできるだけ避けていますが、当院では60～70％は顕微授精が必要と判断しています。

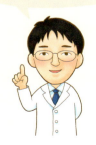

安心かつ確実性の高い治療をめざしています

より良好な精子を選別するためのIMSI

「IMSI」とは
形態的に良好な精子を選別して顕微授精（ICSI）を行う方法で
Intracytoplasmic Morphologically selected Sperm Injectionの
単語の頭文字を取った略称です。

＊

精子を選別する際、通常は200〜400倍の顕微鏡下で観察します。
これに対しIMSIでは、1000倍以上に拡大するので、
通常の方法では見つけられない精子の、より詳細な形態はもちろん、
精子頭部に存在する小さな空胞や中片部の奇形までも
明瞭に見極めることができます。

＊

精子頭部には遺伝情報や受精に必要な酵素が詰まっているため、
形態的な小さな異常が受精後の受精卵の発育に
影響する可能性があります。
したがって、頭部の形がきれいな精子を用いることにより、
受精率や妊娠率が向上することが期待されています。
当院のIMSIは1200倍で精子選別を行っており、
ICSIを数回してもうまくいかない症例や、
精子形態がよくない症例に対して用います。

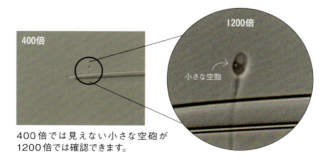

400倍では見えない小さな空砲が
1200倍では確認できます。

Chapter 7

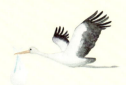

KLCメソッド
さまざまな治療法

体外受精の胚移植のバリエーションや
胚凍結などのほか、卵管水腫や子宮外妊娠に対して
独自に開発した治療法などをとり上げています。
ぜひ、参考にしてください。

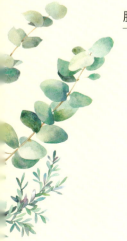
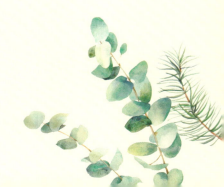

単一胚移植　1個の移植でも妊娠率は下がりません
多胎妊娠を防ぐ「単一胚移植」

多胎妊娠を防ぐため子宮に戻す受精卵は1個に限定しています

　現在、体外受精で子宮に戻す胚（受精卵）は、「原則1個（単一胚移植）」と日本産科婦人科学会で定められています。KLCメソッドでは、それ以前から「単一胚移植」にとり組んできており、2009年には100％、単一胚移植を実施しています。

　以前の体外受精では、「複数胚移植」が行われていました。また、一般不妊治療でも、排卵誘発剤を使って複数の卵胞を育てて排卵を起こしています。これらは多胎妊娠を増加させる原因になっています。

　しかし、本来、ヒトは単胎妊娠の動物です。多胎妊娠は早産や帝王切開、母体の合併症や未熟児の増加につながります。これらは産科医療や新生児医療の大きな負担として、社会問題にもなっています。

　多胎妊娠のリスクがあるにもかかわらず複数胚移植が行われるのは、一度に複数の胚を移植したほうが妊娠率が高くなると考えているからです。しかし、KLCメソッドでは、単一胚移植のほうが複数胚移植よりも、最終的に高い妊娠率を得られると考えます。その裏づけとなるデータを紹介します（右ページを参照）。

加藤レディスクリニックが単一胚移植にとり組む理由

1. 多胎妊娠による身体的リスクを防ぐ
2. 複数の胚を同時に移植しても妊娠率は変わらない

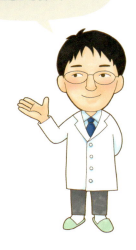

多胎妊娠は母子ともにリスクが高いので注意が必要です

単一胚移植と余剰胚の凍結で妊娠率は上昇、多胎の発生は低下しました

過去に加藤レディスクリニックで体外受精を行い、2個の分割胚（受精卵）が得られた人で比較を行いました。

単一胚移植をした人の、もう1つの分割胚（余剰胚）は、いったん凍結保存します。1個目の胚移植で妊娠できなかった場合に、次周期以降に凍結胚の移植を行い、累積妊娠率も計算しました。

2個の分割胚を2回の機会に分けて胚移植した場合と、一度に2個を胚移植した場合の結果について比較検討したのです。

妊娠率に明らかな差はありませんが、累積妊娠率と多胎率には顕著な差がありました。単一胚移植のほうが、より高い累積妊娠率が期待でき、なおかつ多胎妊娠の発生をゼロに近づけることができるとわかったのです。

複数の分割胚が得られた場合、単一胚移植と余剰胚凍結を組み合わせることで、最終的に妊娠率は上昇し、多胎の発生を自然妊娠と同程度まで低下させることができるのです。

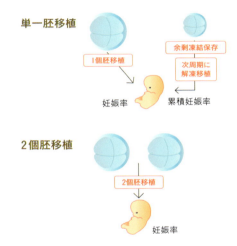

（2008年作成）

	妊娠率	累積妊娠率	子宮外妊娠率	多胎妊娠率
単一胚移植	33.4%	50%	0.66%	0%
2個胚移植	38.5%	38.5%	0.46%	14.7%
有意差	なし	あり	なし	あり

加藤レディスクリニックで体外受精を行い、2個の分割胚（受精卵）が得られた886人のデータ（単一胚移植452人、2個胚移植434人）。累積妊娠率は、単一胚移植のほうが高いという結果に。

凍結胚移植 – *1* 胚凍結をするケース
残った胚は将来のために凍結

受精卵を凍結することで将来の妊娠に希望をつなげます

　体外受精で2個以上の受精卵（胚）が育った場合、原則的には1個だけを子宮に移植します。そして、移植しなかった胚は凍結保存します。

　凍結保存した胚は液体窒素で長期的に保存でき、再度治療が必要になった場合に融解（解凍）して移植します。この場合は、再度採卵する必要はありません。この方法を「凍結胚移植」といいます。凍結胚移植が行われるのは右のようなケースです。

　また、受精していない卵子だけを凍結することを「未受精卵凍結」といいます。これは、抗がん剤治療や放射線治療によって卵巣機能が失われることが予測される場合などに行われます。もしも未婚の女性ならば、がんの治療前に卵子をとり出して凍結保存しておくことで、将来の妊娠への希望をつなぐことができるものです。

　近年では、まだパートナーがいない女性が、今は仕事やキャリアに集中し、将来的に子どもを持つために、年齢が若いうちに未受精卵を凍結しておくという卵子バンクも現実のものとなってきました。

受精卵を凍結するケース

1. 体外受精により、その周期に移植しなかった胚（余剰胚）を、次回以降に有効活用する
2. 自然周期の胚移植による妊娠率の向上をめざす
3. 手術の予定があるなど、妊娠時期を先に延ばすために

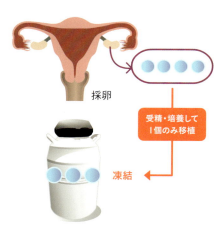

たとえば、4個の受精卵ができた場合、1個だけを移植して、ほかの受精卵は凍結保存します。もしも、その周期に妊娠しなかった場合や、二人目以降のお子さんを希望する場合には、凍結した受精卵（胚）を移植します。

①余った胚の有効活用

体外受精が始まった当初は、一度に複数の受精卵を子宮に移植することが一般的でした。

これは、体外受精での受精卵の培養技術や凍結技術が確立されていなかったためです。

その後、培養環境の改善に伴い、複数個の胚移植による多胎妊娠が問題になりました。

現在は、日本産科婦人科学会の会告により、胚移植は原則として1個に限定されています。

一方、KLCメソッドでは、それ以前から多胎妊娠を避けるための方法として、1個の胚だけを移植する「単一胚移植」を実施してきました。そのため、一度の採卵で複数の受精卵が得られた場合、胚凍結を行う必要があります。

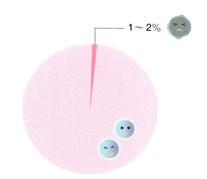

ほぼすべての凍結胚が移植可能です

当院の胚凍結技術は非常に高度で、胚の凍結や融解操作によるダメージのリスクはわずか1〜2％程度に抑えられています。そのため、ほとんどの胚が生存し、移植が可能になっています。この高い生存率は、2000年に当院で画期的な凍結技術（ガラス化凍結法）が開発され、その後に培われた経験に基づいています。

私たちはさらなる生存率向上のために、日々検討を重ねています。

「未受精卵凍結」で病気治療後の妊娠に希望が

白血病の治療などによって卵巣機能が失われた場合、以前は将来的に妊娠することが困難でした。しかし、当院で開発したガラス化凍結法による卵子の凍結によって、この希望を実現できる可能性があります。

従来、卵子の凍結は受精卵の凍結よりも困難であり、また凍結融解後に受精・胚移植、そして妊娠に至る例は、ほぼ皆無でした。

当院では、この受精する前の卵子の凍結保存に成功し、安定した卵子の凍結融解後の成績を得ることに成功しています。

現在では、日本産科婦人科学会から未受精卵凍結の施設認可を受け、積極的にこの治療を行っています。

凍結胚移植-2　自然周期の凍結胚をいつ移植するか
ベストコンディションを選ぶ

②自然周期の胚移植で妊娠率の向上をめざします

　4分割の受精卵(胚)を子宮に戻す「分割胚移植」の場合、その周期に戻すのと、凍結して別の周期に戻すのでは、どちらも妊娠率に大きな違いはありません。

　しかし、5日目まで体外で培養した胚を戻す「胚盤胞移植」の場合は、採卵した周期にすぐに戻すよりも、凍結して次回以降の周期に戻したほうが妊娠率がよいケースがあります。

　その理由として、採卵周期には排卵誘発剤の影響で女性ホルモンや黄体ホルモンが不自然に上昇し、着床に悪影響を与える可能性があると考えられるからです。胚盤胞移植の場合は、妊娠率の向上を考えて、すべての胚をあえて凍結し、次回以降の周期に移植するケースがあります。

　また、分割胚移植の場合でも、排卵誘発剤の使用によって多数の卵子がとれたり、女性ホルモン値が著しく上昇したりしている場合は、卵巣過剰刺激症候群（OHSS）を避けるために、基本的には全部の胚を凍結して次周期以降に移植しています。

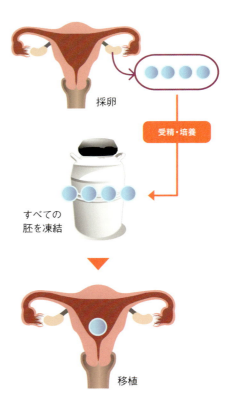

胚盤胞移植では、着床率を上げるために、基本的にはすべての胚を凍結します。また、分割胚移植でも、排卵誘発剤によって多数の卵胞ができたり、ホルモンの数値が高かったりする場合には、卵巣過剰刺激症候群の可能性を考えて、全部の胚を凍結する場合があります。

③手術の予定などで妊娠時期を先に延ばすために

たとえば、子宮に大きな筋腫があって、数カ月先に摘出手術を予定している場合、先に採卵を行って受精卵（胚）を凍結保存します。筋腫の手術が終了して、妊娠の許可が出たら凍結胚を移植するのです。婦人科以外の病気の治療でも、同様のことが可能です。

また、悪性腫瘍の治療などで両側卵巣摘出をする場合や、骨盤内の放射線照射や化学療法などで卵巣機能が失われるような場合には、その治療の前に採卵し、受精卵を凍結保存して、治療終了後に胚移植を行うことが可能です。

もちろん病気治療が最優先され、病気によっては妊娠が悪影響を及ぼす場合もあるので、すべての病気に実施できるわけではありません。

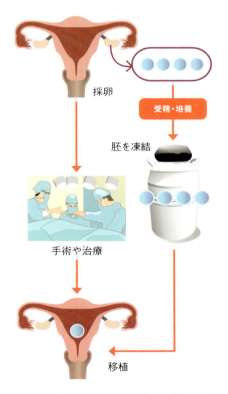

病気の手術前に採卵して、受精卵（胚）を凍結しておきます。手術後に妊娠の許可が出たら、凍結胚を子宮に移植します。体にダメージの少ない時期に卵子を採卵・受精させて凍結保存することで、妊娠の時期をずらすことが可能に。

凍結胚移植-3　凍結の技術と移植法
凍結技術によって治療の幅が拡大

むずかしかった胚盤胞の凍結が可能に

　受精卵の凍結保存法は、以前から行われてきた緩慢凍結法にかわって、「ガラス化急速凍結法（vitrification法）」が広がっています。

　4分割など初期の胚凍結は、すべてこの緩慢凍結法で行われていましたが、妊娠成績はそれほどよいものではありませんでした。また、必要機器が多く操作が煩雑で、凍結にも長い時間を要したのです。

　一方、2000年に当院で開発したガラス化急速凍結法は、短時間で凍結する方法です。高濃度の凍結保護剤を細胞に浸透させて十分に脱水したあと、急激に温度を下降させることで細胞内外の水分をガラス状の固体にして細胞内の氷晶形成を防止する方法です。

　この方法により、これまで凍結保存がむずかしかった胚盤胞や未受精卵、卵巣組織の一部といった生殖組織の保存も可能になりました。今では、全世界でこの方法がとり入れられています。

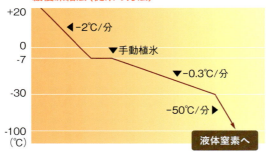

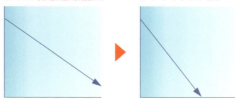

急速に温度を下げるガラス化急速凍結法で胚を凍結。さらに、凍結のスピードを速めるクライオトップ法を開発しました。

胚凍結・融解のプロセス

1 凍結保護剤の細胞内への平衡

2 凍結保護剤の細胞内濃縮

3 急速冷却

4 ガラス化転移点以下の温度域での冷却、保存の過程

5 急速融解

6 凍結保護剤の希釈除去という融解のステップ

KLCメソッドでは、さらに凍結保護剤の使用を最小限に抑え、劇的に冷却スピードを速めるクライオトップ法を開発。初期胚の凍結技術は、ほぼ完成の域に達しています。

凍結胚の保存期間の目安は女性の生殖可能な年齢まで

凍結胚・凍結卵子の保存期間は、技術的には半永久的と考えられます。

しかし、現実的には、採卵した女性の生殖可能な年齢を過ぎた場合は、胚移植をしても意味がありません。もしも、その凍結胚を利用してほかの女性が妊娠する「代理懐胎」を行うとしたら、国内未承認の治療となり、生命倫理にかかわる問題が発生します。

また、凍結胚の両親のどちらか、あるいは両方が死亡した場合や、離婚した場合なども、凍結胚の帰属が不明確になるため、保存には適さないと考えられます。

日本産科婦人科学会では1988年の会告で凍結期間の基準を定めています。それによると、「被実施者の婚姻の継続期間であり、かつ卵を採取した母体の生殖年齢を超えないこと」とされています。

母体の生殖可能な年齢は、おおむね50歳程度と考えられ、凍結胚の保存もそれが目安といえます。

胚盤胞移植 - *1* 「胚盤胞移植」とは
長期培養した胚盤胞を移植

受精卵を着床直前の「胚盤胞」まで体外で培養し子宮に戻します

妊娠に至るプロセスを思い出してみましょう。

女性の体内では、卵管膨大部(ぼうだいぶ)で出会った卵子と精子が受精し、受精卵(胚)は分割・発育しながら、卵管内を子宮へ向かって移動します。出会ってから約5日目には「胚盤胞」という状態に成長して、子宮に到達。6〜7日目に子宮内膜に着床し、妊娠が成立します。

体外受精によってできた受精卵を、着床直前の、この「胚盤胞」の状態まで培養してから、子宮に移植する方法が「胚盤胞移植」です。

しっかり成長した妊娠しやすい受精卵を戻すことができます

体外受精の移植方法には、4細胞期胚を移植する「分割胚移植」と、「胚盤胞移植」の2種類があります。

胚盤胞移植では、本来なら卵管が担う胚の成長を体外培養で行います。長期培養する過程で受精卵の成長が止まってしまうケースがあり、そうした受精卵は4細胞期で移植しても途中で成長が止まったと考えられます。

胚盤胞移植では、しっかりと成長した受精卵を着床の時期に合わせて移植できるので、妊娠の可能性が高くなるといえます。

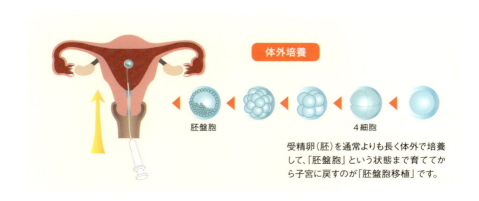

受精卵(胚)を通常よりも長く体外で培養して、「胚盤胞」という状態まで育ててから子宮に戻すのが「胚盤胞移植」です。

Chapter 7

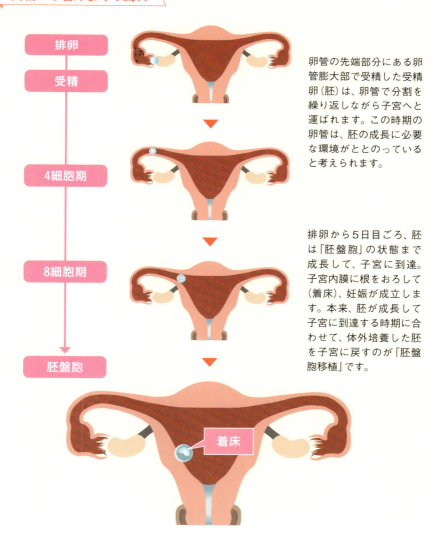

自然妊娠での
受精から着床までの流れ

排卵
受精
4細胞期
8細胞期
胚盤胞

着床

卵管の先端部分にある卵管膨大部で受精した受精卵（胚）は、卵管で分割を繰り返しながら子宮へと運ばれます。この時期の卵管は、胚の成長に必要な環境がととのっていると考えられます。

排卵から5日目ごろ、胚は「胚盤胞」の状態まで成長して、子宮に到達。子宮内膜に根をおろして（着床）、妊娠が成立します。本来、胚が成長して子宮に到達する時期に合わせて、体外培養した胚を子宮に戻すのが「胚盤胞移植」です。

胚盤胞移植 - 2　分割胚移植で妊娠しない場合に
胚盤胞移植を行うケース

卵管に問題があると分割胚移植では妊娠しにくく胚盤胞移植を行います

加藤レディスクリニックでは卵管は妊娠するためには大事なものと考えています。着目するきっかけは、体外受精でも妊娠しにくい人たちの傾向を発見したからです。それは、異所性妊娠などで両側の卵管を切除した場合で、分割胚（4分割）移植の妊娠率がきわめて低かったのです。

また、分割胚を子宮に移植したにもかかわらず、子宮外妊娠になるケースがたびたびありました。自然妊娠では1%程度なのに対して、体外受精では4〜5%という報告が多かったのです。

KLCメソッドでは、卵管は胚の成長のために、とても大切な臓器だととらえています。実際、卵管閉塞や卵管水腫などでは、移植した分割胚の卵管への移動や発育環境に問題が起こるケースが少なくないのです。

参照▶p.146

卵管で育つ受精卵を体外で長期培養してから子宮に戻します

そこで本来、分割胚が卵管から子宮内に到達する5日目まで、体外で培養を続け、「胚盤胞」という段階まで育ててから移植を行う「胚盤胞移植」に着目しました。本来は卵管で育てる部分を体外で補うことが、この問題を解決する有効な治療法になると考えたのです。

胚盤胞移植は、このように卵管に問題がある人のほか、一般的に多胎妊娠防止の目的や、分割胚移植を何度か繰り返しても妊娠できなかった場合に行います。

> Chapter 7

> 胚盤胞移植を行うケース

胚盤胞移植を行うのは、以下のような場合です。

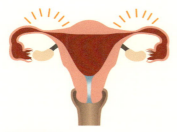

❶ 両側卵管閉塞
両方の卵管が詰まっている場合。

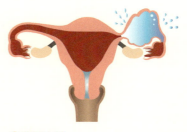

❷ 卵管水腫
卵管に水腫がある場合。水腫を抜きとったあとに胚移植を行います。

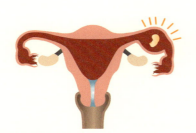

❸ 異所性妊娠をした人
異所性妊娠で卵管を切除した場合など。

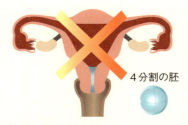

❹ 分割胚移植を繰り返した人
4分割の分割胚移植を繰り返し行っても妊娠しない場合。

❶〜❸は、卵管に問題があることが予測されるので、胚盤胞移植が有効な治療法です（絶対的な適応者）。❹の場合、現在の卵管検査では機能に問題があるかどうかの診断には限界があり、検査で「異常なし」と診断されても、実は問題がひそんでいる可能性があります。そこで、分割胚移植を繰り返し行っても妊娠に至らない場合は、「卵管環境に問題があるのではないか？」と疑い、胚盤胞移植を考えます。絶対的な適応者でない場合は、年齢や胚の状態を考慮して、胚盤胞移植にするかどうかを決定します。

胚盤胞移植-3　年齢を考慮して決定
妊娠率が高い凍結胚盤胞移植

胚盤胞まで育つかどうかは女性の年齢が影響します

　すべての人が胚盤胞移植を行ったほうがいいかといえば、そうではありません。それは、体外培養しても、すべてが胚盤胞まで育つわけではないからです。しかも、その確率（発育率）には、女性の年齢が大きく影響しています。

　年齢が高い場合でも胚盤胞移植を試みますが、受精卵を長期培養しても胚盤胞まで育たない場合が多いのが現状です。また、胚盤胞まで培養した場合は、凍結して次周期以降に移植しますが（凍結胚移植）、45歳以上では80％以上が凍結することができず、移植を行えません。

　年齢の高い女性にとって、採卵できたのに長期培養したために移植できないのは残念なことです。しかし、胚盤胞まで育たなかったということは、その受精卵は妊娠の可能性がきわめて低かったと考えられます。このように移植がキャンセルになった場合、次回は長期培養せずに分割胚移植を考えるのならば、こうした点をよく理解しておくことが大事です。

体外受精の胚盤胞の発育率（2020年）

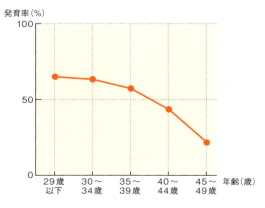

体外受精・顕微授精の受精卵が胚盤胞まで発育する確率。年齢とともに、胚盤胞まで育つのがむずかしくなっていくのがデータからわかります。そのため高年齢になると、採卵・受精をしても胚盤胞まで卵が育たず、凍結に至らないケースがふえてきます。

新鮮胚盤胞と凍結胚盤胞の移植について

加藤レディスクリニックで胚盤胞移植（新鮮胚）を開始した当初、意外にも治療成績は、けっしてよいとはいえませんでした。むしろ、分割胚移植で子宮に戻さなかった胚（余剰胚）を、さらに培養して胚盤胞になってから凍結保存し、それを自然周期に子宮に戻す「凍結融解胚盤胞移植」のほうが、成績がよかったのです。

そこで、新鮮胚盤胞移植（fresh-BT）と凍結融解胚盤胞移植（thawed-BT）を比較検討しました。

凍結融解胚盤胞移植は新鮮胚盤胞移植にくらべて、着床率が約2倍も高いという結果になったのです。これは凍結によるダメージの確率（約1〜2％）を考慮しても、なお有効な治療法といえます。

この結果から、KLCメソッドでは、胚盤胞移植のほとんどを凍結融解胚盤胞で行い、安定した成績を残してきました。

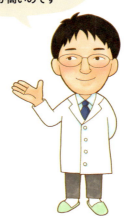

3回以上移植をしても着床しない

反復着床不成功のときの検査と治療

胚盤胞まで育っても着床しないときに考えられる3つの要因

受精から5～6日培養を続け、自然妊娠であれば、ちょうど着床直前の状態にまで育った「胚盤胞」を移植しても、着床に至らないことがあります。

うまくいかないときの要因で最も多いのは、その受精卵自体に染色体異常があるケースです。染色体の数に異常があるかどうかは、現在ではPGT-A（140ページ参照）によって調べることができます。

次の要因として、受精卵を受け入れる子宮内の環境の問題があげられます。これまで子宮内膜のトラブルには、子宮鏡による観察や、子宮内膜組織を採取する病理検査を行っていましたが、遺伝子検査技術のめざましい進歩により、近年子宮内の環境をさまざまなアプローチで調べることが可能になってきました。

3つめの要因は、血液免疫学的な異常によるものです。本来女性にとって「異物」である受精卵を、子宮が拒絶しないためには、「免疫寛容」といわれる働きが必要です。これがうまくいかないと、着床しにくいと考えられます。

子宮内環境が着床に向いているかを調べる最新の遺伝子検査

良質と思われる受精卵を移植しても、着床不成功を繰り返す場合に行う検査が、ERA（エラ）、EMMA（エマ）、ALICE（アリス）という検査です。

特にPGT-Aを受けて、異常のない胚盤胞を移植したにもかかわらず、着床しないケースでは、子宮内の環境に何かしら問題があると考え、これらの検査を視野に入れることになるでしょう。ERAは子宮内膜が着床に最適となる時期を判断するもの、EMMAとALICEは子宮内に存在する細菌の種類や量を精査する検査です。

いずれも、子宮内膜が厚くなる黄体期に、子宮内膜組織を採取します。採取した細胞は海外の研究所へ送り、遺伝子解析を行います。結果は約3週間後にわかります。一度の内膜組織採取で3つの検査が可能なので、TRIO検査とも呼ばれています。

検査自体は自費ですが、保険診療と併用できる先進医療として認められています。

Chapter **7**

ERA（子宮内膜受容能検査）
エ ラ

移植が最適な着床時期と ずれていないかを調べる

　子宮内膜には、受精卵を受け入れるのに適した一定の時期があり、それを「着床の窓（Window of Implantation）」と呼びます。「着床の窓」が開いている時期、つまり最適な胚移植のタイミングには個人差があり、なかにはこの時期が半日から1日程度ずれている人がいます。ERAは子宮内膜組織からRNAを抽出し、着床に関連する遺伝子を解析して、移植日に「着床の窓」が開いているかを調べます。

　なお、ERAを受ける周期に胚移植はできません。

検査の方法

凍結融解胚移植を行う周期と同じ方法で子宮内膜を厚くしていき、胚移植と同じタイミングで、子宮内膜組織を採取します。採取には、通常の細胞診でも用いられる外径約3㎜のピペットを使用し、ふつうは麻酔は行いません。

検査の結果と対応

「着床の窓」にずれがないと判定されれば、次回以降も、検査と同じタイミングで胚移植を行います。ずれがあるとされた場合、ずれに合わせて移植日を前後に調整します。

　ずれはあるけれど、時期が特定できないときや、検体不良で解析ができなかった場合など、次周期以降に再検査が必要になることもあります。

137

EMMA(エア)(子宮内膜マイクロバイオーム検査)

着床や妊娠に重要とされるラクトバチルス乳酸菌の割合を調べる

　従来、子宮の中は無菌状態と考えられていましたが、アメリカの研究者らが、子宮内にもいろいろな細菌が存在し、細菌叢(フローラ)を形成していることを明らかにしました。

　特に、乳酸桿菌(かんきん)(ラクトバチルス属の菌)は腟内を酸性化し、外から侵入するウイルスやほかの細菌からの感染を防ぐ効果があり、子宮内の乳酸桿菌が減少してほかの細菌の割合が上昇すると、不妊治療の成績が低下することが報告されています。

　そこで、EMMAでは子宮内膜に存在する細菌の量と種類を測定し、乳酸桿菌が90%以上あるかどうかを調べます。

検査の方法

ERAと同様です。

検査の結果と対応

乳酸桿菌の割合が90%以下の場合は、胚移植の前周期、あるいは胚移植周期の月経以外の期間に、乳酸桿菌の腟坐薬を投与して、補充します。

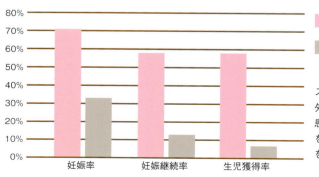

凡例:
- 乳酸桿菌90%
- 乳酸桿菌90%以下でかつ非乳酸桿菌群が10%以上

スペインのクリニックで体外受精をしている不妊治療患者を対象に子宮内細菌叢を調べ、治療成績との関連を調べたグラフ。

Chapter 7

ALICE（感染性慢性子宮内膜炎検査）
ア リ ス

慢性子宮内膜炎の原因となる細菌を検出する

　慢性子宮内膜炎は、着床を妨げる1つの要因と考えられ、ALICEは慢性子宮内膜炎の原因菌となる細菌の有無や種類、量を検出するものです。

　慢性子宮内膜炎の診断にはこれまでも子宮鏡検査や組織学的検査がありましたが、一般的なこれらの診断に基づいて、数周期抗生剤を内服しても治らない場合や、直接細菌を同定し（種類を調べ）て、その菌にしぼって治療をしたい場合に有効と考えられます。

　ただし、この検査は、検査をした時点で、炎症状態があるかどうかまでは判定できません。

検査の方法

ERAと同様です。

検査の結果と対応

報告書に基づいて、特定された原因菌に対して適切な抗生剤を選択し、服用します。

複数回の胚移植不成功や流産を繰り返す場合に

PGT-A（着床前胚染色体異数性検査）

胚の染色体の数を調べ、問題のないものだけを移植

　PGT-Aは、体外受精によって得られた胚（受精卵）の染色体の数を、移植する前に調べ、問題のない胚だけを移植する方法です。染色体の数の過不足がない胚を子宮に戻すことで、染色体数の異常による流産を避けることができると期待されています。

　日本産科婦人科学会の特別臨床研究の枠組みで行われてきましたが、2022年8月末をもって終了となり、現在は同学会が新たに出した見解に沿って実施されています。

　現時点では保険適用に含まれていないため、保険診療で採卵した胚でPGT-Aを行うことはできません。先進医療が適用されない限り、実施する場合はその周期のすべての治療が自費となります。

PGT-Aの方法

体外受精を行い、胚盤胞まで成長した段階で、将来胎盤になる部分から5〜10個の細胞をとり、検査機関に提出します。検査している間、胚盤胞は凍結保存して結果を待ちます。染色体の数に異常のないことが確認されれば、その胚を融解して移植します。

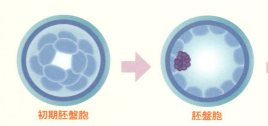

初期胚盤胞　　　胚盤胞

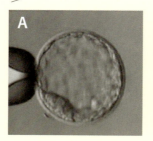

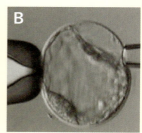

Chapter 7

誰が受けられる？

- 2回以上の胚移植で妊娠できなかった人
- 胎嚢（たいのう）確認後に2回以上流産・死産している人

当院の凍結基準を満たしたら、透明帯開孔

胚盤胞の一部の細胞を切りとって検査に用います。

凍結

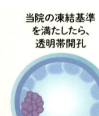

拡張胚盤胞

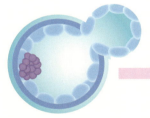

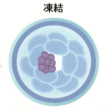

採ってきたこの細胞を検査します

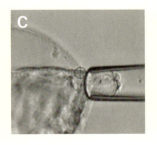

C

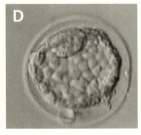

D

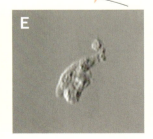

E

流産を繰り返している場合は
検査を考えてみても

　何回か流産している場合や、過去の流産で絨毛検査を受けて、胚の異数性が確認されている場合などは、PGT-Aにより、時間的なロスを避けられる可能性があり、積極的に考慮したほうがよいのではと考えます。

　一方、反復ART不成功では、流産と違って、なぜ着床しないのかの理由が明確ではなく、PGT-Aを受けたケースとそうでないケースで、データ上、妊娠率に明らかな差はありません。

　全額自費診療になるPGT-Aを行うと、費用負担も大きいので、現時点では、これまで2回の胚移植で妊娠しないケースでも、まずは保険診療で通常の治療を行い、胚盤胞を複数回移植しても妊娠しない場合に考慮することを推奨しています。

染色体の数について

ヒトの場合、1～22番までの22対44本の常染色体と、性別を決定する1対2本の性染色体があります。卵子と精子はそれぞれ23本の染色体を持ち、受精すると46本になりますが、この数に過不足があると、胚がうまく成長することができず、多くの場合着床しないか、もしくは着床できても流産や死産になってしまいます。染色体数が46本のものを正倍数性胚、数に過不足がある胚を異数性胚といいます。

Chapter **7**

PGT-Aのメリット・デメリット

メリット

異数性を示す胚盤胞を移植候補から除くことにより、移植不成功や流産のリスクが減ることが期待される。

移植あたりの妊娠率の向上、妊娠までの時間の短縮が期待される。

デメリット

検査のために細胞を採取することで、胚盤胞へのダメージが心配される。

検査精度が100%ではないため、異常ではないのに異常ありと判定されたり、逆に異常があるのに移植可能と判定されたりする可能性もある。

胚の検査費用が加わり、しかも治療は全額自費のため、費用負担が大きい。

★メリットとデメリットを知り、検査を受けるかどうか夫婦でよく話し合って決めましょう

異所性妊娠の手術をしない治療法
独自に考案、無水エタノール局注法

子宮以外のところに着床してしまう異所性妊娠

　せっかく妊娠したにもかかわらず、運悪く子宮の外に受精卵が着床した状態を「異所性妊娠」といい、妊娠全体の約1％に起こります。

　異所性妊娠は発見が遅れると危険な状態に陥ることがあります。たとえば、卵管に着床した場合は、卵管破裂によって腹膜内出血が起こったり、最悪の場合には生命にかかわったりすることもあるのです。

　一般的には、異所性妊娠の治療は腹腔鏡による手術か、開腹手術が行われますが、これらは入院が必要で、時間も費用もかかります。

KLCメソッドのオリジナルの治療法

　加藤レディスクリニックでは、異所性妊娠の治療法として「無水エタノール（アルコール）局注法」を行っています。

　これは、子宮以外の場所に赤ちゃんの袋である胎嚢が見つかったら、その場所に細い針を使って無水エタノールを注入する方法です。これは超音波モニターを使って行います。

　異所性妊娠の治療ポイントは、なによりも「早期発見・早期治療」です。この治療は妊娠初期に有効で、体への負担が少ない治療法です。

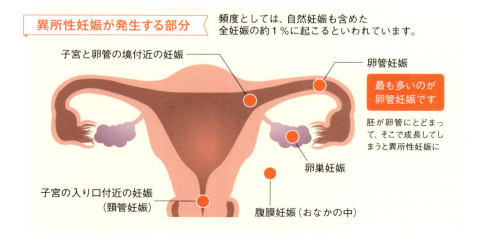

異所性妊娠が発生する部分　頻度としては、自然妊娠も含めた全妊娠の約1％に起こるといわれています。

- 子宮と卵管の境付近の妊娠
- 卵管妊娠
- 最も多いのが卵管妊娠です
- 胚が卵管にとどまって、そこで成長してしまうと異所性妊娠に
- 卵巣妊娠
- 子宮の入り口付近の妊娠（頸管妊娠）
- 腹膜妊娠（おなかの中）

無水エタノール局注法のメリット

1. 治療の効果が血液検査（血中hCG）で短時間に把握できる。
2. 再度、hCGが上昇しても、同じ場所に局所注入することで、治療効果を期待できる。
3. 無麻酔、入院不要、簡単な処置で、副作用がない。

無水エタノール局注法ができないケース

1. 子宮筋腫などで、胎嚢の位置が遠かったり、超音波で確認が困難な場合では、この方法は選べない（約10％以下）。
2. 早期発見が必要で、診断が遅れた場合には有効ではない。
3. すでに出血が始まっている場合。たとえば、卵管の中に血がたくさんたまっている症例には、エタノールは効かない。

無水エタノール局注の様子

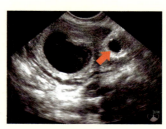

異所性妊娠（卵管妊娠）のケース。超音波モニターを使いながら、0.3〜0.5mlのエタノールを局所に注入します。

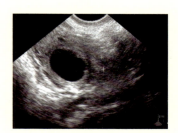

エタノールを注入したあと、胎嚢が見えなくなりました。

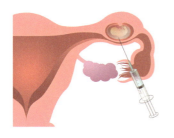

無水エタノールによる治療

無水エタノールの原理にはアルコールによる局所組織の脱水化があり、組織が固定されるため出血の可能性が低くなります。また、エタノールの抗菌作用により、経腟操作でも感染の可能性が低いのが特長。微量のエタノールは人体に無害です。

卵管水腫の妊娠への影響と症状
卵管水腫液の流出が受精卵に影響

卵管水腫液の逆流によって受精卵が流されて着床が妨げられます

　卵管水腫とは、卵管の中に液体（水腫液）がたまってしまう状態のこと。卵管水腫があると、体外受精の妊娠率が低下することは、以前から指摘されていました。

　その原因は、体外受精で受精卵（胚）を子宮に戻したあとに、水腫の液体が卵管から子宮内部へと流れ出して、受精卵を押し流してしまうからです。これでは、受精卵が子宮内膜にしっかりと根を張ること（着床）ができません。

　そこで、卵管水腫液をとり出して、その液で受精卵を培養したところ、胚盤胞まで発育することがわかりました。ということは、水腫液そのものに悪影響があるのではなく、水腫液の流入という物理的な作用で受精卵が流されてしまう、それが着床障害の原因だとわかったのです。

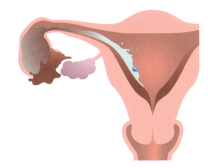

卵管水腫があると、卵管から流れ出た水腫液に、受精卵が押し流されてしまいます。

卵管水腫の治療

1. 不明瞭な場合はMRI検査を行い、卵管水腫の確認をする。
2. 受精卵を胚盤胞まで培養する。
3. 細い針を使って卵管にたまった液体を吸い出す。
4. 胚盤胞を子宮に移植する。

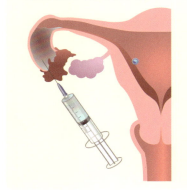

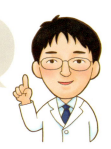

卵管水腫が妊娠を妨げることがあります

超音波で観察すると卵巣の周りに水腫らしきものが見えます

　卵管水腫があると、排卵期から黄体期にかけて、子宮の中に水腫液の逆流が見られることがあります。この時期に水っぽいおりもの（水溶性帯下）が増加してくることも特徴の一つです。

　超音波で見ると、卵巣の周囲に水腫の様子が見られることがあります。この水腫の画像では、中にヒダのような映像があることが多いのが、卵管水腫の特徴です。

　クラミジア抗体検査を受けて陽性だった方は、注意が必要です。体外受精を何度か行っても妊娠しない場合、卵管水腫があるかもしれません。調べてみたほうがいいでしょう。

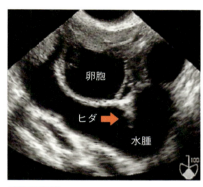

超音波画像
超音波で見ると、卵巣の周りにヒダのようなものが見えます。

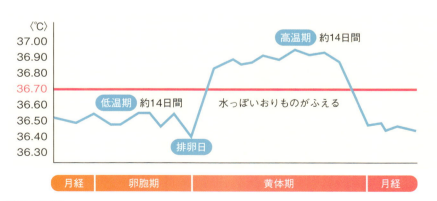

基礎体温表
排卵日前後から高温期にかけて、水っぽいおりものが増加するのが、卵管水腫の特徴の一つ。

卵管水腫の診断と治療
胚移植の直前に水腫液を吸引

X線を使うことなく、超音波で診断が可能に

　卵管水腫かどうかを調べるには、通常は、X線を使った子宮卵管造影検査が行われます。

　超音波検査は外来で簡単に受けられ、X線被ばくの心配もありません。また、吐き気や腹痛などは、X線用造影剤よりも軽度だと報告されています。

　超音波検査で卵管水腫が疑われる場合は、他院にMRI（磁気共鳴画像）検査を依頼します。

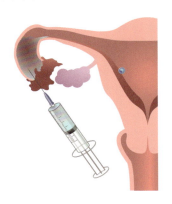

KLCメソッドでは水腫液を吸引したあと体外受精を行います

　これまで、卵管水腫の治療法としては、卵管形成術や卵管の切除、また、卵管結紮（けっさつ）が行われてきました。これらは、いずれも手術のため、身体的な負担を考えると、二の足を踏む人が多いのが現状です。

　KLCメソッドでは、細い針を使って腟から水腫液を吸引して、そのあとに胚盤胞移植をすることで高い妊娠率を得ています。

　卵管水腫があると、水腫液が子宮内部に流れ出して、胚の着床障害を招きかねません。しかし、着床前後の一定期間、水腫液の逆流がなければ、胚は着床まで発育します。また、いったん子宮に着床すると、その後の流産率は卵管水腫のない人と変わらないこともわかりました。

　ですから、卵管水腫がある場合には、水腫液を吸引してから胚盤胞移植をすることで、良好な妊娠率を得られているのです。

水腫液を吸いとってから胚盤胞を移植します

　下の画像は、卵管水腫の治療の様子です。体外受精で胚を戻す前に、卵管水腫に針を刺して、中の水腫液を吸いとっています。

　この吸引が終わったあとに、通常どおり、モニターを使って胚移植を行います。このとき移植する胚は、着床の直前の状態まで長期培養した胚盤胞を用います。

　この治療は、通常の胚移植のときに行うので、入院の必要はなく、体への負担も軽いのが特長です。

　このKLCメソッドによって、卵管水腫の人でも良好な妊娠率が得られるようになりました。

卵管をしばって子宮内に水腫液が流入するのを防ぐ方法も

　卵管水腫が大きく、卵管貯留液が繰り返し子宮内の環境に悪影響を及ぼすと考えられる場合は、患者さんの年齢やこれまでの治療歴などを総合判断して、卵管の根元を結紮して（しばって）固定します。こうすることで、卵管水腫の内容液が子宮内に流入するのを阻止し、子宮内環境が改善します。これにより反復着床障害や反復流産リスクを予防し、体外受精の成績向上につながります。なお、卵管の切除は、卵巣への血流が妨げられる可能性があるため、行いません。

卵管水腫の吸引

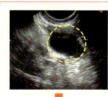

経腟超音波で観察しながら、卵管水腫に細い針を刺し、中の水腫液を吸引します。

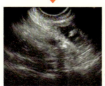

無色透明の液体を5mlほど吸引して、卵管水腫は見えなくなりました。このあとに胚盤胞移植を行います。

卵巣過剰刺激症候群を防ぐ
多嚢胞性卵巣症候群(PCOS)の

排卵の遅れは卵の質に影響。排卵誘発剤は副作用が心配です

月経周期が35日から40日と長い女性の場合、卵巣の中に卵胞がたくさんできている可能性があります。これは「多嚢胞性卵巣症候群(PolyCystic Ovary Syndrome = PCOS)」といわれる病態です。

PCOSは、はっきりとした原因はわかっていません。最近、若い女性に多く見られ、食生活の変化やストレスなどが原因ともいわれています。

月経周期が長く排卵が遅れると、卵子の質が低下します。そうなると、妊娠しづらくなってしまいます。

そこで、一般的な治療では、排卵しやすくするために排卵誘発剤を使用します。飲み薬のクロミフェンで効果がない場合、卵巣を直接刺激するゴナドトロピン注射やhCG注射を用いることも。しかし、薬の刺激で卵巣が大きくはれ、おなかに水がたまるなどの副作用が起こることがあり、これを「卵巣過剰刺激症候群(OHSS)」といいます。

また、排卵する卵の数が多くなると、双子や三つ子を妊娠する可能性が高くなり、早産や未熟児の心配も出てきます。新生児の医療が社会的問題になっている昨今、多胎妊娠はできるだけ避けるべきです。

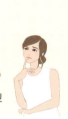

PCOSの可能性例
- 2年間不妊
- 20代後半〜30代
- 卵管異常なし
- 精子問題なし(男性側)
- 月経周期35〜40日型

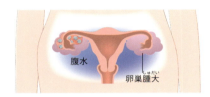

PCOSの治療で排卵誘発剤を大量に使った場合、それが過剰な卵巣刺激となって、おなかの中に水がたまるなど、副作用が起こる場合もあります。

治療法

卵巣を弱く刺激するレトロゾールという薬でPCOSを治療します

　KLCメソッドでは、レトロゾールという薬を用いることで、PCOSの治療に成功しています。

　レトロゾールは、女性ホルモンのエストロゲンを低下させることで、卵巣を弱く刺激する作用があります。PCOSの人は排卵調節がうまくいっていないのですが、この薬により調節が改善されるようになります。

　レトロゾールはもともと乳がん治療薬ですが、いわゆる抗がん剤のような副作用はまったくありません。投与したあとは血液中からすみやかに減少して、妊娠が判明するころには体の中から完全に消えます。また、数周期行っても改善が見られなければ、レトロゾールの治療は終了します。PCOSの人がすべて、この薬だけで排卵できるようになるわけではなく、クロミフェンやゴナドトロピン注射を併用する場合もあります。

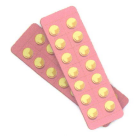

レトロゾールは、「アロマターゼ阻害剤」といい、女性ホルモンであるエストロゲンを低下させることで、卵巣を弱く刺激する作用があります。2022年4月から、PCOSや原因不明不妊の方への排卵誘発剤として、保険適用となりました。

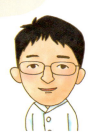

不明な点はご相談ください

何重ものチェックでヒューマンエラーによるアクシデントを防ぐ

採卵から胚移植までの安全管理について

　胚培養士のおもな仕事は、採卵から始まります。

　採卵時には、患者さん本人であることを静脈認証で確認し、その後、培養管理システムに登録します。このシステムは、卵子の情報を記録するためのもので、その画面で患者さんの情報を確認しながら採卵が実施されます。

　採卵で得られた卵子は、培養液で満たされたシャーレで患者さんごとに培養されます。シャーレには、その患者さんの二次元コードと番号、名前が記載されたラベルを、システムおよび目視でしっかり確認して貼り付けます。

　採卵で卵子が得られたら、その卵子を受精させるために精子が必要になります。

　精子の採取では、採精する前に患者さんの静脈認証が行われ、二次元コード付きのラベルが発行されます。そのラベルを貼り付けた採精カップを持っ

て採精を行います。

　卵子や胚を別のシャーレに移動する場合も、もとの二次元コードにより認証された画面から、二次元コード付きのラベルを発行して貼り付けるため、別の患者さんのラベルを貼り付けることはありません。また、作業進行には、二次元コードの照合が必要であり、認証が完了しなければ作業ができないようになっています。

　当然ながら、精子と卵子を受精させる際にも、それぞれの二次元コードをセットで読み込み、ご夫婦であることを確認してから作業を行っています。さらに、作業する胚培養士以外にも、少なくとももう一人が、ラベルの名前と番号を目視で確認するトリプルチェックシステムを導入して、患者さんの卵子や精子の取り扱いを厳重に管理しています。

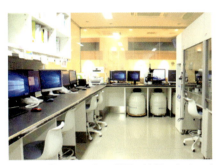
システム化により、胚や精子の情報はすべてデータで管理されています。

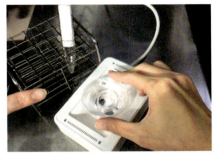
二次元コードが貼付されたシャーレや容器をリーダーで読み取ります。

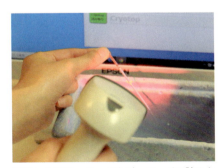
凍結した胚の一つ一つをバーコードで読みとって管理しています。

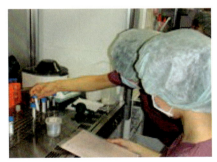
システムによる認証だけでなく、実際の人の目による目視チェックも行っています。

そこが知りたい Q&A

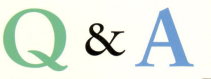

加藤レディスクリニックに寄せられる質問をまとめました。
ぜひ参考にしてみてください。

受診の前に

Q タイミング療法や人工授精は行っていますか？

A 加藤レディスクリニックは体外受精を行う不妊治療専門クリニックです。治療のなかでタイミング療法や人工授精の適応があると医師が判断した場合は、他院への紹介などを行っていますので、ご相談ください。

Q 刺激周期での治療も行っていますか？

A 原則自然周期またはクロミフェン周期での治療となります。ただし下垂体機能低下症の方で、当院の基本治療では内因性のホルモン分泌反応が不十分な場合には、ゴナドトロピン注射を連日投与することがあります。

Q 重度の男性不妊でも治療できますか？

A 治療できますが、精子回収のために手術や顕微授精が必要になります。射出精子中に精子を認められれば、顕微授精による治療が可能です。無精子症の場合は手術が必要で、精巣上体から細い針を刺して精子を回収する方法や、局所麻酔下で直接睾丸を切開して精子を採取する方法で行います。ただし、必ず精子が採取できるとは限りません。精液検査の結果、手術の適応となる場合は、医師からくわしく説明いたします。

Q 担当医制ですか？

A 加藤レディスクリニックでは、担当医制をとっていません。月経周期に応じて、いつでも適切な治療ができるように、担当医制をとらずに診察にあたっています。

Q 自宅が遠方ですが、治療はできますか?

A 指定される日に来院が可能であれば、治療可能です。地元の病院でホルモン測定などの外来診察を行い、採卵、胚移植を当院で行うことは原則不可となっています。一部地域にはそのような対応のできる提携施設がありますが、きわめてかぎられていますので、当院への通院が必要となる場合がほとんどです。

Q 不育症の検査や治療は行っていますか?

A 当院では、不育症の検査や治療は原則として行っていません。必要な場合には専門医をご紹介します。

Q 他院で治療中ですが受診はできますか?

A 現在他院で治療中の方は、基本的にその治療が終了してから受診してください。直前の周期に他院で治療を行っている場合、診察結果によっては治療周期をスタートできない場合があります。

Q 検査やカウンセリングのみの受診は可能ですか?

A 当院では特定の検査のみで不妊症かどうかの診断が可能とは考えていません。検査のみをご希望の場合は、他院をご検討ください。またカウンセリングも、それだけでは結果として妊娠に至らないため、お受けしておりません。

当院の治療についてはWEB説明会を開催していますので、ホームページからお申し込みください。配信期間内のご都合のよい時間に動画をごらんいただけます。

初診について

Q 初診は夫婦で受けたほうがいいでしょうか？

A 不妊治療はご夫婦で行うものなので、できるかぎりご夫婦での受診をおすすめします。
ただし、むずかしい場合には、初診は女性お一人でもかまいません。その場合でも、治療の意思確認のために後日、夫が来院し、医師の問診を受ける必要があります。また保険診療では、ご夫婦同席での治療計画書の作成が義務づけられております。

Q 初診時にかかる費用はいくらですか？

A 初診時の料金は女性のみで約2万円、ご夫婦で約2万3000円です。精子を凍結保存する場合は、プラスで約2万円かかります。そのほか、料金の目安については、ホームページの「治療費」のコーナーをご参照ください。

Q 初診は、どのような流れになりますか？

A 予約された時間に当院10階受付までお越しください。問診表確認ののち、まずは尿検査、血圧測定をします。ご夫婦で来院の場合は、必要に応じて精液検査を先にご案内します。次に医師による問診、内診があり、血液検査(ホルモン値、感染症、貧血など)のための採血を行います。1時間程度で採血検査の結果が出たら、その結果を踏まえて医師より治療方針についての説明、次いで看護師から今後のスケジュールなどの説明があり、受付から治療費に関するご案内をします。会計を済ませれば、初診当日は終了となります。所要時間は3〜4時間です。

Q 漢方やサプリメントは妊娠と関係がありますか？

A 漢方やサプリメント投与が、妊娠へプラスの作用があるとは考えておりません。唯一おすすめしているのは、胎児の神経管閉鎖障害を予防するための葉酸サプリメントの摂取です。一部の薬剤は治療の妨げになる場合もありますので、漢方やサプリメントの服用については、来院時に医師へご相談ください。

Q 初診時に精子を凍結保存することは可能ですか?

A ご来院の際に、精子凍結を希望される旨をお伝えください。精液検査後問題がなければ、医師との問診のうえで凍結保存することが可能です。なお、有効期間内の顔写真付き身分証明証(運転免許証・パスポート・マイナンバーカード・外国籍の方は在留カード)の確認が必須となりますので忘れずにご持参ください。

妻の採卵日に、夫の来院もしくは精子の持ち込みがむずかしい場合は、凍結精子を使用することが可能です。遠方にお住まいの方、出張などで長期不在が多い方、泊まり勤務等で出勤時間が不規則な方は、精子凍結保存をおすすめします。

Q 他院からの紹介状や検査結果は必要ですか?

A お持ちであればご持参ください。なくてもかまいませんが、過去の治療歴や検査結果が今後の治療に役立ちます。ただし、保険診療を希望されるかたで、他院での治療歴があれば、紹介状は必須となります。

Q 卵管通水検査(卵管造影検査)を前もって受けておくほうがよいでしょうか?

A 卵管が支障なく通っているかどうかは、妊娠を考えるうえで大変重要です。当院では体外受精を行う際に、卵管が通っている方と通っていない方に対して、治療方針を変えています。卵管の疎通性検査は当院でも行えますが、超音波下で行う卵管通水検査ですので自費診療での検査となります。そのため初診までに時間のある方は、お近くの医療機関での卵管造影検査を受けてから受診されることをおすすめします。

Q 「卵子の老化」とはどういうことですか?

A 女性は生まれたときに、すでに卵子のもとになる原子卵胞を持っています。その数はふえることはありません。つまり現在排卵している卵子は、排卵が始まった初潮時の卵子と同級生ということになります。年齢が高くなればなるほど、卵子が卵巣の中で過ごす時間は長くなります。その間に卵子が老化して妊娠がむずかしくなるというのが、卵子の老化の考え方です。

採卵から胚移植について

Q 採卵周期中の通院は何回くらいですか？

A 来院日は患者さんそれぞれのホルモン値や卵胞の大きさによって決定しますので、一概に通院回数をお伝えすることはむずかしいです。当院のホームページ内に通院の目安となるスケジュールを掲載していますので、参考にごらんください。

Q 今月採卵を予定しています。月経3日目に来院の指示がありましたが、都合が悪く行けません。今月の採卵は見送りですか？

A 月経3日目が最適ですが、ご都合が悪ければ、2日目か4日目でもだいじょうぶです。

Q クロミフェンを服用し、採卵を予定しています。次回の来院指示日の都合が悪い場合、どうしたらよいですか？

A どうしても指定された日に来院できない場合は、クロミフェンの内服を継続のうえ、指定日の前日または翌日に、ご予約のうえご来院ください。ただし、指定日以外の診察の結果、再度の来院が必要となったり、採卵がキャンセルになったりする場合もあります。

Q 凍結胚の移植を予定しています。自然妊娠を期待して排卵日に夫婦関係を持ってもよいですか？

A 凍結胚による妊娠と自然妊娠が重なって二卵性双胎妊娠となる可能性があります。また子宮内と子宮外での同時妊娠の可能性もあります。双胎妊娠や異所性妊娠は産科的リスクが上昇しますので、凍結胚移植周期では必ず避妊するようお願いしています。

Q 点鼻薬を指定された時間に使用できませんでした。どうすればよいですか？

A 指定された時間にスプレーできなかった場合、採卵周期の方は、採卵日が変更になる可能性があり、移植周期の方は、追加来院が必要になる可能性があります。また、スプレー時間が10分以上前あるいは30分以上おそくなってしまった場合は、採卵スタート時間が変更になる可能性があります。どちらの場合も、まずは翌日朝8時以降にお電話ください。

Q 妊娠判定前に月経が始まったみたいなので、妊娠判定日に受診しなくてもよいでしょうか？

A ご自身で月経が開始したと思っても、妊娠していることが少なからずあります。また診察には、妊娠判定以外にも黄体ホルモンの動きをみる意味があります。必ず指定された判定日にご予約のうえご来院ください。

Q 胚移植後の生活について教えてください

A 胚移植当日に出血がなければ問題ありませんので、シャワー浴も含めて普段どおりの生活でかまいません。ただし激しい運動はお控えください。夫婦生活もだいじょうぶですが、移植後2〜3日は控えていただいたほうがよいでしょう。

Q 治療中に新型コロナのワクチンやインフルエンザの予防接種をしてもよいでしょうか？

A 日本産科婦人科学会では、妊娠中の新型コロナウイルスのワクチンやインフルエンザの予防接種については問題ないとの見解を示しています。妊娠中と同様に、採卵および移植周期に入られている方についても、安全性には問題がないと考えられますが、くわしくは日本産科婦人科学会や日本生殖医学会のサイトをご参照のうえ、ご自身で接種のご判断をお願いいたします。

さくいん

あ

ALICE（アリス）
23　139
異所性妊娠
133　144　158
IMSI(イムジー)
23　120
hCG
44　78　80　83
エストロゲン
81
FSH
79　109
EMMA（エマ）
23　138
ERA（エラ）
23　137
LH
78-79　83
LHサージ
78-79
黄体
31　80　82
黄体機能不全
74

か

完全自然周期
46　63
喫煙
27
クラミジア感染症
92　100
クロミフェン（クロミッド）
47　62　64
頸管粘液
33　95
原因不明不妊
39　40　100
顕微授精（ICSI　イクシー）
114　116
ゴナドトロピン
44　79　84

さ

採精
60　68
採卵
48　50　60　68
シート法
23
子宮
31
子宮がん
91
子宮筋腫
90
子宮頸管
31
子宮内膜
30　38
子宮内膜症
91
子宮内膜ポリープ
90
射精
106
受精
36　61
受精卵（胚）
37　86　124
主席卵胞
98　100
人工授精（AIH）
96　101
ステップアップ治療
94　100
スプレキュア
78
精液検査
104　109
精子
34　36　96　104　110　115
生殖補助医療
20
先進医療
22
造精機能障害
107

た

体外受精
42 62 114
タイミング指導
94 101
タイムラプスインキュベーター
23 52
多胎妊娠
122
多嚢胞性卵巣症候群（PCOS）
150
単一胚移植
122
着床
38 136
低刺激周期
46 63
凍結胚移植
72 124 134

な

乳がん
92

は

胚移植
20 54 61 70
胚盤胞
31 38 87 89 130 136
胚盤胞移植
126 130
排卵
35
排卵誘発剤
43 46 150
PGT-A
23 140
ピックアップ機能
35 39 98 100
ヒューナーテスト
96
風疹
27
ブセレリン
78

（右段）

フラグメント
89
プロゲステロン
81
分割胚
31 87
保険診療
20 102
ホルモン補充（HR）周期
74

ま

無精子症
109 110

や

葉酸
26

ら

卵管
30 34
卵管采
30 35 98 100
卵管水腫
92 146
卵子
36 86
卵巣
30 80
卵巣過剰刺激症候群（OHSS）
79 85 150
卵巣腫瘍
92
卵胞
32 80 82
レトロゾール
47 63 151

不妊治療専門クリニック 〈東京・新宿〉
加藤レディスクリニック

受診について

診療受付時間	月	火	水	木	金	土[*]	日[*]	祝[*]
7:30〜12:00	●	●	●	●	●	●	●	●
15:00〜19:00	●	●	●	●	●	×	×	×

診療受付時間
平日：7時30分〜12時、15時〜19時
※土曜・日曜・祝日：7時30分〜13時
年末年始・お盆期間中は午前診療のみとなる場合があります。来院前にご確認ください。

初診の場合
10階の初診フロアで受付をします（p.164参照）。
※初診・再診ともに予約制です。
※変更の可能性がありますのでホームページでご確認ください。

再診予約
再診予約WEBシステムをご利用ください。

アクセス

▶東京メトロ丸ノ内線 西新宿駅 1番出口より徒歩2分、E8出口よりすぐ
▶都営大江戸線 新宿西口駅 D4番出口より徒歩5分
▶JR 新宿駅 西口より徒歩6分
▶駐車場はありません。近隣駐車場をご利用ください。

〒160-0023
東京都新宿区西新宿7-20-3
ウエストゲート新宿ビル
TEL 03-3366-3777
http://www.towako-kato.com/

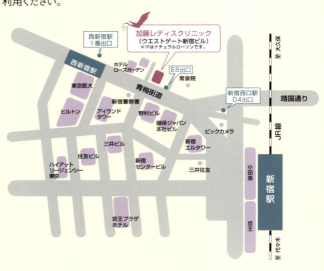

その人の月経周期に合わせた治療ができるように
365日、いつでも受診できる体制をとっています。

加藤レディスクリニックのシンボルマークは「コウノトリ」。
赤ちゃんを運ぶ鳥のように、皆さんの夢をかなえるサポートをします。

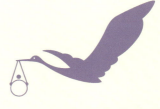

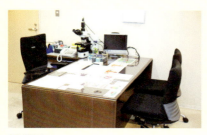

診察室
初診、再診のフロアごとに、複数の診察室があります。内診室は別にあり、いずれもプライバシーに配慮して、壁で仕切られた個室風の構造です。

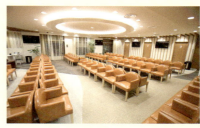

待合ラウンジ（9階）
呼び出し用のモニターが設置された待合ラウンジ。モニターに自分の受付番号が表示されたら、該当フロアに移動して診察を待ちます。テーブルを配したイス席のほか、ソファもあります。

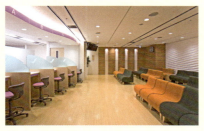

検査センター（採血コーナー）
自然周期の体外受精では短時間でのホルモン測定が重要なため、院内ですみやかに検査できるシステムをとっています。採血後、40〜60分で結果がわかります。その結果から、医師が卵胞の成長ぐあいなどを判断し、治療の指示を行います。

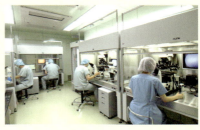

クリーンルーム（培養室）
採卵・採精した卵子と精子を体外受精・顕微授精する無菌室。受精や培養に適応した環境をつくるために、光・温度・湿度が調整されています。受精卵（胚）は、ここで2日〜1週間ほど培養したのち、移植を行います。

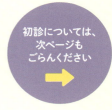

初診については、次ページもごらんください

これから受診を考えている方へ

初診は完全予約制となります。
KLCホームページの初診予約フォームからのWEB予約をお願いします。

初診時に必要なもの

- **顔写真つきの公的身分証明書** ご夫婦それぞれご来院時に、運転免許証、パスポート、顔写真つきのマイナンバーカード、在留カードのいずれかをご持参ください。
- **戸籍謄本** 3カ月以内に発行された原本をご持参ください。
- **健康保険証** ご夫婦で来院する場合は、それぞれの保険証が必要です。月初めの診療時にも必要になります。
- **基礎体温表** 記録をつけていれば、ご持参ください。
- **紹介状** あればご持参ください。保険診療を希望される方で、他院での治療歴があれば、紹介状は必須となります。
- **お薬手帳** お持ちの方はご持参ください。
- **血液検査データ** 他院で検査した1年以内の感染症データなどがある場合、可能であればご持参ください。

＊くわしくはホームページでご確認ください。
＊院内感染予防の目的で、初診時に感染症の検査・採血をしています。

受診について Q&A

Q 初診は月経の何日目がよいですか？

何日目でもかまいません。患者さんの都合に合わせてご予約ください。

Q 初診は夫婦で受けたほうがよいですか？

できれば、男性もいっしょに受診するのが望ましいです。むずかしい場合は、女性だけでもかまいません。

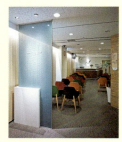

10階の初診フロア。

WEB説明会を開催しています

体外受精を受けようと考えている方に向けたWEB説明会を行っています。
加藤レディスクリニックの治療方針や、体外受精を中心とした治療方法を、スライドやアニメーションを使いながら、じっくりと説明します。
通院の有無は問いませんので、これから通院を考えている方には、特におすすめです。
詳細は、ホームページをご確認ください。
http://www.towako-kato.com/

永遠幸グループのご案内

http://www.towako.net/

「永遠幸（TOWAKO）グループは
自然・低刺激周期の体外受精を中心とした不妊治療を行っています。
ホームページでは以下に紹介している全国の永遠幸グループのクリニックのほか、
海外の研究提携施設を紹介しています。

Shinjuku ART Clinic

〒163-6003 東京都新宿区西新宿6-8-1 住友不動産新宿オークタワー3階
TEL 03-5324-5577

新橋夢クリニック

〒105-0004 東京都港区新橋2-5-1 EXCEL新橋
TEL 03-3593-2121

Natural ART Clinic 日本橋

〒103-6008 東京都中央区日本橋2-7-1 東京日本橋タワー8階
TEL 03-6262-5757

みなとみらい夢クリニック

〒220-0012 神奈川県横浜市西区みなとみらい3-6-3 MMパークビル 受付3階
TEL 045-228-3131

山下湘南夢クリニック

〒251-0025 神奈川県藤沢市鵠沼石上1-2-10 ウェルビーズ藤沢4階
TEL 0466-55-5011

おち夢クリニック名古屋

〒460-0002 愛知県名古屋市中区丸の内3-19-12 久屋パークサイドビル8階
TEL 052-968-2203

神戸元町夢クリニック

〒650-0037 兵庫県神戸市中央区明石町44 神戸御幸ビル3階
TEL 078-325-2121

なかむらレディースクリニック

〒564-0051 大阪府吹田市豊津町13-45 第三暁ビル
TEL 06-6378-7333

永遠幸レディスクリニック

〒923-0002 石川県小松市小島町ル50-1
TEL 0761-23-1555

金沢たまごクリニック

920-0016 石川県金沢市諸江町中丁327-1
TEL 076-237-3300

**「永遠幸（TOWAKO）
グループ」について**

「永遠幸」とは、
「永遠の幸せ」のこと。
カップルの遺伝子のバトンを、
次世代へとつなげていく幸せを
ネーミングに込めています。

加藤レディスクリニック公式
KLCアプリのご紹介

世の中のデジタル化の流れに合わせ、加藤レディスクリニックでは、通院される方向けのスマホ用無料アプリ「KLCアプリ」を2022年に導入しました。23年2月からは会計機能も追加。通院や治療にかかわるわずらわしさの解消と、さらなる利便性のアップに、積極的に取り組んでいます。

KLCアプリのおもな機能

❶ 予約管理ができます

予約から来院日時の確認・変更が簡単に行え、来院当日に必要な持ち物も確認できます。

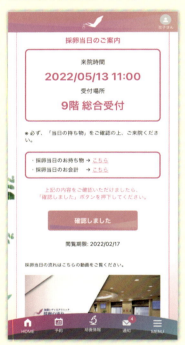

❷ プッシュ通知を受け取れます

クリニックからのお知らせが直接届きます。来院時の院内呼び出しも時間のロスなくすぐ届きます。

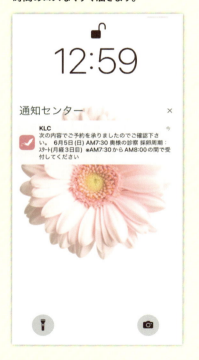

❸ 培養状況を確認できます

自分の受精卵の成長の様子を、
写真つきで見ることができます。

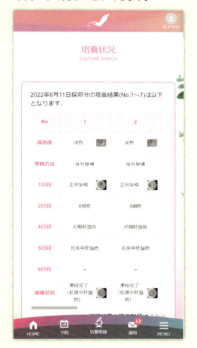

❹ KLC ホームページとの連携

クリニックの不妊治療に関する知識や情報、
治療費などのコンテンツを見ることができます。

❺ アプリで会計ができます

あらかじめ登録したクレジットカードでの決済が
可能なので、診療後は会計を待たずにすぐに
帰宅できます。請求履歴の確認や、
領収書・明細書のダウンロードもできます。

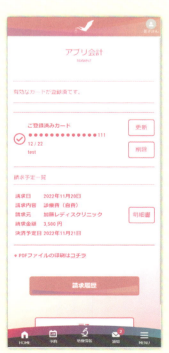

メディカル監修／谷田部典之、山﨑裕行、沖村匡史、田口正郎（加藤レディスクリニック）
写真提供／加藤レディスクリニック
画像協力／ブルージラフ株式会社
撮影／高井太志（p.14〜19）
本文イラスト／今井未知、館山美香（加藤レディスクリニック）
装丁＋本文デザイン／高松佳子
DTP／松田修尚（主婦の友社）
編集協力／山岡京子、狩野啓子、伊藤絵里子
編集担当／大隅優子（主婦の友社）

KLCメソッド入門
心と体にやさしい不妊治療

2023年8月20日　第1刷発行

著　者　加藤 恵一
発行者　平野健一
発行所　株式会社主婦の友社
　　　　〒141-0021　東京都品川区上大崎3-1-1目黒セントラルスクエア
　　　　☎ 03-5280-7537（内容・不良品等のお問い合わせ）
　　　　☎ 049-257-1236（販売）
印刷所　大日本印刷株式会社

©KEIICHI KATO 2023　Printed in Japan　ISBN978-4-07-455456-0

R〈日本複製権センター委託出版物〉
本書を無断で複写複製（電子化を含む）することは、著作権法上の例外を除き、禁じられています。本書をコピーされる場合は、事前に公益社団法人日本複製権センター（JRRC）の許諾を受けてください。
また本書を代行業者等の第三者に依頼してスキャンやデジタル化することは、たとえ個人や家庭内での利用であっても一切認められておりません。
JRRC〈 https://jrrc.or.jp　eメール：jrrc_info@jrrc.or.jp　電話：03-6809-1281〉

■本のご注文は、お近くの書店または主婦の友社コールセンター（電話 0120-916-892）まで。
＊お問い合わせ受付時間　月〜金（祝日を除く）10:00〜16:00
■個人のお客さまからのよくある質問のご案内　https://shufunotomo.co.jp/faq/
本書は2018年に刊行した『新版KLCメソッドで始める不妊治療』に最新の情報を加え、新たに再編集したものです。